尿路結石ハンドブック

編著● **宮澤克人**
金沢医科大学泌尿器科学教授

中外医学社

■執筆者（執筆順）

宮澤克人	金沢医科大学泌尿器科学主任教授
井口正典	市立貝塚病院名誉院長
鈴木孝治	金沢医科大学泌尿器科学名誉教授
永田仁夫	浜松医療センター泌尿器科医長
納谷幸男	帝京大学ちば総合医療センター泌尿器科教授
荒川　孝	国際医療福祉大学三田病院尿路結石破砕治療センター長
松崎純一	大口東総合病院副院長 / 泌尿器科部長
諸角誠人	埼玉医科大学総合医療センター泌尿器科准教授
矢野晶大	埼玉医科大学総合医療センター泌尿器科講師
井口太郎	大阪市立大学大学院医学研究科泌尿器病態学講師
仲谷達也	大阪市立大学大学院医学研究科泌尿器病態学教授
岡田淳志	名古屋市立大学大学院医学研究科腎・泌尿器科学分野講師
加藤祐司	北腎会坂泌尿器科病院泌尿器科長
山田　仁	医仁会武田総合病院泌尿器科部長
濵本周造	名古屋市立大学大学院医学研究科腎・泌尿器科学分野助教
辻畑正雄	大阪労災病院泌尿器科部長
高山達也	自治医科大学腎泌尿器外科学講座泌尿器科学部門准教授
山口　聡	仁友会北彩都病院副院長 / 尿路結石センター長
安井孝周	名古屋市立大学大学院医学研究科腎・泌尿器科学分野教授
森田展代	金沢医科大学泌尿器科学
坂本信一	千葉大学大学院医学研究院泌尿器科学

推薦の言葉

「尿路結石ハンドブック」の発刊にあたり，推薦の言葉を述べさせていただきます．

2013年に尿路結石症診療ガイドライン第2版が発刊され，臨床現場で広く活用されていると思います．泌尿器科医であれば誰もが診療の機会を持つ尿路結石症ではありますが，細径内視鏡の導入など診療技術の進歩はめざましく，最新の情報を絶えずupdateする必要があります．この「尿路結石ハンドブック」は疫学・診断・治療・予防など尿路結石症に関するすべての領域を網羅しており，これから診療に取り組む医師にとってとても役に立つ内容にまとめられていると思います．その特徴として，Clinical Questionが中心となるガイドラインでは扱いにくい項目を取り上げていることがあります．また，総論的な説明ではわかりづらいところを，実際の症例を提示することにより具体的に理解しやすくしているところも本書を編集された宮澤克人主任教授の心遣いかと思います．文字中心ではなく図表が多いことも，尿路結石症をこれから学ぶ若手泌尿器科医にとってとても親しみやすいと思います．「SideMemo」，「PITFALL」，「エキスパートのポイント」として随所にまとめられた記述は，読者の理解を深め，さらに学術的な興味を喚起することにもつながっていくと思います．本書とガイドラインを縦糸と横糸のように上手に利用することにより，より実践的に尿路結石症の診療に取り組むことができるものと確信しています．冒頭の「SideMemo」に記載されているように，2015年1月～12月にかけて尿路結石全国疫学調査が行われ，現在その集計作業が進んでいます．この疫学調査は10年に1回実施されており，今回は第6回目になります．調査結果は今後広く発表していく予定ですが，そのデータを読み解く上でも本書は大変役立つものと思います．

尿路結石症診療ガイドライン第2版は鈴木孝治前金沢医科大学泌尿器科主任教授が委員長を務められました．その教室を引き継がれた宮澤克人主任教授によって本書が編集されたことも大変意義深いことかと思います．本書の執筆に携われた我が国における尿路結石症診療のエキスパートの先生方にも心から敬意を表したいと思います．

泌尿器科専門医のみならず，多くの実地医家の先生方にも臨床現場で幅広く活用していただくことを期待したいと思います．

2016年3月

日本尿路結石症学会理事長　市 川 智 彦

序

　「尿路結石」は泌尿器科医として日常診療で避けて通ることができない疾患のひとつです．その理由は疾患の頻度が高いこと，および専門的知識と技術に基づく診断と治療が必要となるためで，これは泌尿器科専門医のみならず救急医や一般医家にいたる共通認識であると思われます．

　1984年に我が国にも導入された体外衝撃波結石破砕術（ESWL）は尿路結石の外科的治療に大変革をもたらしました．また，医療工学やICTの進歩は画像装置や内視鏡および周辺機器の革新を起こし専門性を高めています．

　近年，多くの診療ガイドライン（GL）が刊行され大いに活用されています．尿路結石症診療ガイドラインは日本泌尿器科学会公認の最初のGLとして2002年12月に発刊され，2013年9月に書式をClinical Question形式に全面改訂した第2版が刊行されています．GLはエビデンスの相対評価，益と害のバランスなどから患者と医療者の意思決定を支援するため推奨を提示していますが，実臨床で遭遇するすべての事例や最新の情報が必ずしも網羅されているわけではありません．また，個々の内容については深く言及されていないことも稀ではありません．

　一方，海外においては既刊のGLに加え2014年米国泌尿器科学会（AUA）がMEDICAL MANAGEMENT OF KIDNEY STONES: AUA GUIDELINEを刊行するとAmerican College of Physicianや欧州泌尿器科学会（EAU）も追随してGLを発刊して予防医学の視点を含めた尿路結石のトータルマネージメントに対応するようになりました．

　このような背景から尿路結石について知っておくべき基礎知識から汎用性が高い診療の実践的な内容が網羅され，日常診療で遭遇する問題点や疑問点を解消するプラクティカルな書が要望されていました．今回，世界に多くの情報を発信している日本の尿路結石研究と診療のエキスパートの先生に可能な限り平易な言葉と多くの図表および写真を提示していただき，手に触れやすく，理解しやすい書としていただくとともに，①専門家が行っている診療や治療の技術：「エキスパートのポイント」，②初学者が陥りやすい：「PITFALL」，③プラスαとして：「SideMemo」などを記載していただき内容の充実を図りました．

　医療はより低侵襲かつ費用対効果をも考慮した診断・治療ならびに指導の選択が必要な時代に突入しています．本書が尿路結石診療においてその一助となることを心から願っています．

　ご推薦のお言葉を賜った日本尿路結石症学会理事長　市川智彦先生ならびにご執筆いただいた先生方と企画・出版にご協力をいただいた株式会社　中外医学社の鈴木真美子様はじめ関係各位の皆様に深甚の謝意を表します．

2016年3月

宮澤克人

目 次

第1章 尿路結石の疫学 〈宮澤克人 井口正典 鈴木孝治〉1

1. 年間罹患率，有病率，生涯罹患率……………………………………………1
2. 結石存在部位と性差および好発年齢…………………………………………2
3. 結石成分…………………………………………………………………………4
4. 遺伝的素因………………………………………………………………………4
5. 季節変動…………………………………………………………………………5
6. 地域差と人種差…………………………………………………………………5
7. 肥満と生活習慣病との関係……………………………………………………6
8. 治療法と治療後の再発率………………………………………………………7

第2章 診断 10

2-1 初期診断……………………………………………………………〈永田仁夫〉10
1. 症状の問診と理学所見…………………………………………………………10
2. 症状以外に必要な問診…………………………………………………………12
3. 検査………………………………………………………………………………15
4. 鑑別診断…………………………………………………………………………17

2-2 尿路結石症の画像診断（X-P，US，IVU，CT，MRI）………………〈納谷幸男〉21
1. 超音波……………………………………………………………………………21
2. KUB（kidney, -ureter, -bladder）……………………………………………22
3. IVU（経静脈的尿路造影）……………………………………………………23
4. 単純 CT（NCCT）………………………………………………………………25
5. MRI（magnetic resonance imaging）………………………………………29

第3章 治療法の選択 〈荒川 孝〉31

1. 尿管結石の治療法選択…………………………………………………………31
2. 腎結石の診療ガイドライン……………………………………………………38
3. サンゴ状結石の診療ガイドライン……………………………………………45

第4章 緊急処置 〈松崎純一〉48

1. 尿路結石による疼痛に対する緊急処置‥‥‥‥‥‥‥‥‥‥‥‥‥‥‥‥48
2. 尿管結石による複雑性腎盂腎炎における緊急処置‥‥‥‥‥‥‥‥‥49
3. 腎機能障害に対する緊急処置‥‥‥‥‥‥‥‥‥‥‥‥‥‥‥‥‥‥‥‥56
4. 尿道結石陥頓‥‥‥‥‥‥‥‥‥‥‥‥‥‥‥‥‥‥‥‥‥‥‥‥‥‥‥‥57
5. 腎杯憩室結石の陥頓‥‥‥‥‥‥‥‥‥‥‥‥‥‥‥‥‥‥‥‥‥‥‥‥57
6. 尿路結石に対する積極的治療‥‥‥‥‥‥‥‥‥‥‥‥‥‥‥‥‥‥‥57

第5章 保存的治療 59

5-1 疼痛コントロール‥‥‥‥‥‥‥‥‥‥‥‥‥‥〈諸角誠人　矢野晶大〉59

1. 疼痛のメカニズム‥‥‥‥‥‥‥‥‥‥‥‥‥‥‥‥‥‥‥‥‥‥‥‥‥59

5-2 生活指導（排石促進）と薬物療法（排石促進と溶解療法）

〈井口太郎　仲谷達也〉66

1. 生活指導‥‥‥‥‥‥‥‥‥‥‥‥‥‥‥‥‥‥‥‥‥‥‥‥‥‥‥‥‥67
2. 薬物による結石排石促進療法（MET）‥‥‥‥‥‥‥‥‥‥‥‥‥‥68
3. 溶解療法‥‥‥‥‥‥‥‥‥‥‥‥‥‥‥‥‥‥‥‥‥‥‥‥‥‥‥‥‥71

第6章 侵襲的（積極的）治療 75

6-1 ESWL‥‥‥‥‥‥‥‥‥‥‥‥‥‥‥‥‥‥‥‥‥‥‥‥〈岡田淳志〉75

1. ESWL の基礎知識‥‥‥‥‥‥‥‥‥‥‥‥‥‥‥‥‥‥‥‥‥‥‥‥76
2. ESWL の適応‥‥‥‥‥‥‥‥‥‥‥‥‥‥‥‥‥‥‥‥‥‥‥‥‥‥80
3. ESWL 治療の実際‥‥‥‥‥‥‥‥‥‥‥‥‥‥‥‥‥‥‥‥‥‥‥81
4. ESWL 後の管理‥‥‥‥‥‥‥‥‥‥‥‥‥‥‥‥‥‥‥‥‥‥‥‥87

6-2 TUL‥‥‥‥‥‥‥‥‥‥‥‥‥‥‥‥‥‥‥‥‥‥‥〈加藤祐司〉92

1. 治療指針‥‥‥‥‥‥‥‥‥‥‥‥‥‥‥‥‥‥‥‥‥‥‥‥‥‥‥‥‥92
2. 術前術後の注意点‥‥‥‥‥‥‥‥‥‥‥‥‥‥‥‥‥‥‥‥‥‥‥‥93
3. 使用機器と手術手技‥‥‥‥‥‥‥‥‥‥‥‥‥‥‥‥‥‥‥‥‥‥‥94

6-3 PNL‥‥‥‥‥‥‥‥‥‥‥‥‥‥‥‥‥‥‥‥‥‥〈山田　仁〉107

1. 特徴‥‥‥‥‥‥‥‥‥‥‥‥‥‥‥‥‥‥‥‥‥‥‥‥‥‥‥‥‥‥‥107
2. 適応‥‥‥‥‥‥‥‥‥‥‥‥‥‥‥‥‥‥‥‥‥‥‥‥‥‥‥‥‥‥‥108
3. 穿刺ライン‥‥‥‥‥‥‥‥‥‥‥‥‥‥‥‥‥‥‥‥‥‥‥‥‥‥‥108
4. 穿刺法‥‥‥‥‥‥‥‥‥‥‥‥‥‥‥‥‥‥‥‥‥‥‥‥‥‥‥‥‥110
5. 腎盂鏡とトラクト径，シース‥‥‥‥‥‥‥‥‥‥‥‥‥‥‥‥‥113
6. 腎杯へのアクセス‥‥‥‥‥‥‥‥‥‥‥‥‥‥‥‥‥‥‥‥‥‥‥114

7. トラブルシューティング……………………………………………115
8. 合併症……………………………………………………………116
6-4 ECIRS（TAP）………………………………………〈濱本周造〉117
1. 治療指針…………………………………………………………117
2. 術前術後の注意点………………………………………………118
3. 手技………………………………………………………………119
4. 合併症……………………………………………………………124
5. ピットフォール…………………………………………………124
6. エキスパートのポイント………………………………………125
6-5 Laparoscopic surgery………………………………〈辻畑正雄〉127
1. 治療指針…………………………………………………………127
2. 術前術後の注意点………………………………………………129
3. 手術手技…………………………………………………………130
4. 合併症……………………………………………………………131

第7章　再発予防　　138

7-1 検査・診断……………………………………………〈高山達也〉138
7-2 飲水・食事……………………………………………〈山口　聡〉141
1. ガイドラインにおける栄養食事指導…………………………141
7-3 薬物療法………………………………………………〈安井孝周〉147
1. 薬物療法の対象…………………………………………………147
2. 結石成分と薬物療法……………………………………………147
3. 尿路結石の予防に用いられる薬剤……………………………150

第8章　下部尿路結石　　〈森田展代　鈴木孝治　宮澤克人〉154

1. 膀胱結石…………………………………………………………155
2. 前立腺結石………………………………………………………160
3. 尿道結石…………………………………………………………160

第9章　特殊な結石（遺伝性結石と薬剤性結石）　　〈坂本信一〉163

1. 遺伝性結石………………………………………………………164
2. 薬剤性結石………………………………………………………169

索引………………………………………………………………………173

第1章 尿路結石の疫学

尿路結石の疫学的研究は，成因の解明や治療・再発予防などに有用であり，わが国における尿路結石の疫学調査（尿路結石全国疫学調査）[1-3]は，1965年以降ほぼ10年間隔で実施されている．2005年実施された第5回尿路結石症全国疫学調査（2005年全国疫学調査）は日本泌尿器科学会教育認定施設1236施設，extracorporeal shockwave therapy（ESWL）実施施設70施設に依頼して行い，回収された施設数は実数調査：470施設，個人調査：174施設．また，回収された症例数は実数調査：102,911例，個人調査：30,448例と過去最大のデータ数となった．特に個人調査では前回1995年の調査の約3倍の症例が集計された．この調査結果に基づくわが国の尿路結石の疫学と海外の疫学調査を概説する．

SideMemo
本年は第6回尿路結石症全国疫学調査が各医療機関の協力のもと進行中である．

1 年間罹患率，有病率，生涯罹患率

わが国の上部尿路結石の年間罹患率は，人口10万人対134人（男性：192人，女性：79人）で，1965年の調査時と比較して男性では63.8から192へ，女性では24.3から79.3へと約3倍，第5回調査時（1995年）と比較しても約1.6倍増加した（図1-1）．この40年間で日本の人口構成は高齢化へとシフトしたが，年齢調整年間罹患率（1980年の人口構成で調整）をみても，男女ともに約2倍に増加している．初発と再発を合わせた年間有病率は人口10万人対429人（男性308.9人，女性119.6人）で，初発結石患者と再発結石患者の比は1.7：1（男性1.6：1，女性2.0：1）と初発結石患者が多かった．生涯罹患率（年間罹患率×平均寿命×100）は男性では15.1％，女性では6.8％となり，男性では7人に1人が，女性では15人に1人が一生に一度は尿路結石に罹患することになる．急増の要因として，①食生活や生活様式の欧米化，②診断技術の向上，③人口の高齢化などが考えられている[3]．

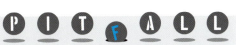

PITFALL
有病率（prevalence）とは，ある一時点において，疾患である患者の割合を示す静的な指標である．
罹患率（incidence）とは，ある一定期間において，新たに疾患になるリスクを示す動的な指標である．

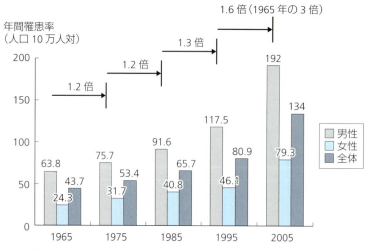

図 1-1 上部尿路結石の年間罹患率
(日本泌尿器科学会, 他編. 尿路結石症診療ガイドライン 2013 年版. 第 2 版. 金原出版; 2013. p.3 より転載)

表 1-1 海外における上部尿路結石の有病率
(Trinchieri A. Urol Res. 2006; 34: 151-6[7]) より作成)

国名	有病率（%）
米国	8.8
英国	3.8
西ドイツ	5
イタリア	9
ポルトガル	8.3
トルコ	14.8
台湾	9.8
ブラジル	5
インド	4

> **SideMemo**
> GBD Study では，集団における健康損失の状態を期待余命から死亡年齢を差し引いた Years of life lost (YLL) と疾病・傷害による障害で損失を受けた生存年数 Years lived with disability (YLD) の和によって定量的に捉える Disability-adjusted life years (DALYs) という新しい健康指標を提唱している．GBD Study (2013) では尿路結石の YLD は全世界（70 億人）で約 66 万年と試算されている．
> なお，この報告では 300 を超える疾病・傷害のなかで，腰痛症の YLD が約 7230 万年と最長である[4]．

　一方，全世界 188 か国を対象とした Global Burden of Disease (GBD) Study の 2013 年版データによると，全世界の尿路結石患者数は 8,062 万人であり，1990 年と比較して約 2 倍に増加している[4]．その他の報告でも，尿路結石は増加しているという報告が多く[5-7]，米国の最新データ（2007〜2010 年）による有病率は 8.8%（男性：10.6%，女性：7.1%）であり過去のデータ（1964〜1972 年）の約 3 倍に増加している[6]．諸国の有病率を（表 1-1）に示す．

2 結石存在部位と性差および好発年齢

　上部尿路結石（腎結石，尿管結石）と下部尿路結石（膀胱結石，尿道結石）の比は上部尿路結石が全体の約 96% を占める．また男女比は上部尿路結石で 2.4：1 である．わが国における尿路結石の男女比は，6.9：1（1935 年），5.6：1（1945 年），2.7：1（1965 年），2.4：1（1977 年）

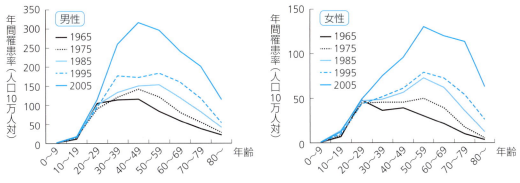

図 1-2 上部尿路結石の年代階層別罹患率（人口 10 万人対）
(Yasui T, et al. Urology. 2008; 71: 209-13[3] より作成)

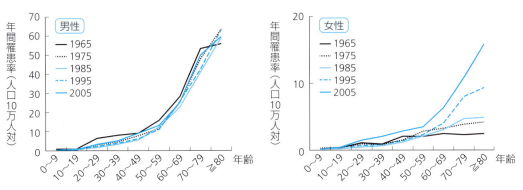

図 1-3 下部尿路結石の年代階層別罹患率（人口 10 万人対）
(Yasui T, et al. Urology. 2008; 72: 1001-5[9] より作成)

と徐々に減少し，女性の割合が増加していたが，それ以降はほぼ一定である[3,8]．なお，下部尿路結石の男女比は 3.6：1 である[9]．一方，米国の診療報酬データベース（1997～2002 年の尿路結石入院患者数を男女別に解析）による結果では入院治療を要した尿路結石患者の男女比は，1.7：1（1997 年）から 1.3：1（2002 年）と変化して女性患者割合が増加していた[10]．米国での尿路結石患者の男女比が縮小している要因の一つとして，尿路結石の発症リスクである肥満や体重増加の及ぼす影響が，男性よりも女性で大きいことが挙げられている[11]．

　好発年齢は年齢階層別の発生率の年次推移から上部尿路結石は，男性では 40 歳代がピークであるが，女性では 50 歳代以降と高齢者に多い．男性では 1965 年には 20 歳代，30 歳代が中心であったが，徐々に高齢化している．女性では 1965 年には 20 歳代に多かったが，1975 年以降は閉経後の 50 歳代以降に多く，近年は高齢者で増加の傾向がある（図 1-2）．

　下部尿路結石は主に 60 歳以上に発生し，上部尿路結石の好発年齢とは明らかに異なる．年齢階級別の年次変化をみると男性では大きな変化がないが，女性では高齢者の有病率が急増している[9]（図 1-3）．

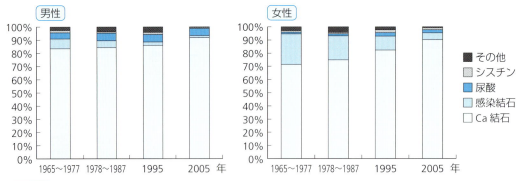

図 1-4　上部尿路結石の結石成分年代別変化（Yasui T, et al. Urology. 2008; 71: 209-13[3]）より作成）

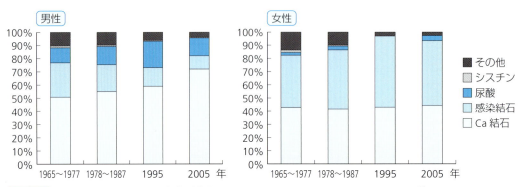

図 1-5　下部尿路結石の結石成分年代別変化（Yasui T, et al. Urology. 2008; 72: 1001-5[9]）より作成）

3 結石成分

　上部尿路結石では，カルシウム結石の比率が男性では83.7％から92.1％へ，女性では71.3％から90.3％へ徐々に増加し，感染結石は男性で7.5％から1.4％へ，女性で23.3％から5.1％へ減少している．尿酸結石は男女とも大きな変化はないが尿路結石の発生数が増加していることから絶対数は増加していると考えられる．一方，シスチン結石は全体に占める割合が減少傾向にあるが，尿路結石自体の増加による減少と考えられる．下部尿路結石ではカルシウム結石が最多で，男性では50.7％から72.0％へ増加し，感染結石が減少している[3,9]（図1-4，1-5）．

4 遺伝的素因

　尿路結石は原因遺伝子により発症する単因子遺伝病と疾患感受性遺伝子と環境因子の複合により発症する多因子疾患の双方が存在する疾患群である．単因子遺伝病として発症する尿路結石には原発性高シュウ酸尿症，Dent病，遺伝性遠位型腎尿細管アシドーシス，シスチン尿症，adenine phosphoribosyl-transferase欠損症（2, 8-デヒドロキシアデニン結石）などがあるが頻度は少ない．尿路結石の多くを占めるカルシウム結石は多因子疾患の範疇に含まれる．
　カルシウム結石の明確な遺伝子異常の同定には至っていないが家族性発生の報告や，5年で50％程度といわれる高い再発率などからも，いわゆる素因といった遺伝要因の存在下に，食生活，

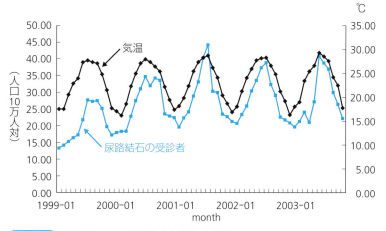

図 1-6　尿路結石の外来患者数と気温との関係
(Chen YK, et al. J Urol. 2008; 179: 564-9[16]) から引用)

生活習慣などの環境因子が重なり発症すると考えられている．2005 年全国疫学調査では，二親等以内に結石患者がいる（いた）頻度（家族歴）はカルシウム結石患者 4958 例中，753 例（14.8％）であった．また，家族歴のある患者は，ない患者と比較すると，初発年齢が低く，再発結石の割合が高かった[12]．海外でも，健康な男性コホートの追跡調査で，尿路結石の発症は，家族歴のある集団は，ない集団の 2.57 倍とされる[13]．一卵性双生児 1928 組，二卵性双生児 1463 組の双生児による調査では，兄弟姉妹ともに結石を認めた割合は，一卵性 32.4％，二卵性 17.3％であり，遺伝的素因が 56％で関与していると報告されている[14]．

5 季節変動

臨床現場では尿路結石は夏期に多いことが知られている．最近の報告では季節変動と尿路結石の疼痛発作は関係ありとするものが多い．結石疼痛発作で受診した患者の数，年齢，性差と気温の関係を調査した米国の報告では外気温の上昇は結石の疝痛発作と関係し，高齢の男性では特に注意が必要であるとされている[15]．また，台湾の調査では結石の疝痛発作は，性別，年齢によらず，7 月～9 月に多く，10 月には明らかに減少することが示され，外気温が有意な因子と報告されている[16]（図 1-6）．外気温の上昇が結石の疼痛発作に関与するとすれば，地球温暖化は結石の有病率に関与する可能性があり，米国では 2050 年までに地球温暖化により結石患者は約 30％増加すると推定されている[17]．寒冷地である北欧や比較的平均気温が安定している西オーストラリアからは尿路結石発生と季節変動には関係がないと報告されているが，四季が明瞭なわが国では尿路結石の発症に季節差があると考えるのが妥当と思われる．

6 地域差と人種差

世界各国における尿路結石の発生頻度を比較することは調査方法や時期の多様性から容易ではないが上部尿路結石の有病率は先進国で高

SideMemo
尿路結石に関するグーグル検索のアクセス数は夏に多く，尿路結石による救急入院と関係があることや外気温との関係を示したインターネット時代ならでの報告もある[18]．

く，発展途上国で低いとされている[7]．2005年全国疫学調査では近畿，九州で高く，東北東部，関東北部で低い結果であった．

人種差については白人，ヒスパニック系，黒人，アジア系の順に多いとの報告や[7] 非ヒスパニック系白人を基準とした場合，非ヒスパニック系黒人，ヒスパニックの腎結石のオッズ比（95％信頼区間）は，それぞれ0.37（0.28-0.49），0.60（0.49-0.73）と有意に腎結石が少なかったとの報告がある[6]．

7 肥満と生活習慣病との関係

2005年全国疫学調査では結石患者の肥満度と高血圧，糖尿病，脂質異常症などの生活習慣病の合併について調査がなされた．

その結果，結石患者の男性40.3％，女性24.8％に肥満〔BMI（body mass index）≧25％〕がみられ，2004年国民調査による日本人の肥満度と比較して全年齢層で高率であった[12]．また，米国のデータではBMIは尿路結石の既往と相関しておりBMI 25.0-29.9％とBMI≧30％の尿路結石有病率のオッズ比（95％信頼区間）は，それぞれ1.29（0.96-1.72），1.55（0.49-1.94）と報告されている[6]．

尿路結石患者の高血圧，糖尿病，脂質異常症の合併頻度は21.7％，9.8％，14.1％であった[12]．また，米国でも同様に糖尿病と痛風と尿路結石有病率のオッズ比（95％信頼区間）は，1.59（1.22-2.07），1.92（1.44-2.56）であった[6]．さらに米国における試算では，2030年までに肥満および糖尿病によって，尿路結石症の罹患率は，それぞれ0.36％，0.72％ずつ上昇し，これに伴って年間医療費もそれぞれ1.57億ドル，3.08億ドルずつ増加すると予測されている[19]．

一方，メタボリックシンドローム関連因子である肥満，高血圧，糖尿病，脂質異常症の因子数と尿路結石の関連を解析したところ，4因子を有する患者のオッズは0因子の患者の1.8倍（オッズ比1.78，95％信頼区間1.22-2.66）であることやメタボリックシンドローム関連因子が高カルシ

SideMemo

多くの疾患は社会経済状況（socioeconomic status: SES）の影響を受けるとされている．以前から尿路結石はSESが高い集団に多いと報告され[26, 27]，尿路結石は富裕層に多い疾患と考えられてきた．しかし，尿路結石群での低所得者（年収20,000米ドル未満）割合が対照群よりも有意に高い（28％ vs 16％）報告[28] あるいは尿路結石患者を教育歴と所得の高低で2群に分けて両群間での栄養摂取状況を比較したところ教育歴や所得の高低が1日あたりの総摂取カロリーや栄養素の摂取量に影響をおよぼすとの報告[29]，さらにNHANES（2007～2010年）のデータ解析から世帯所得75,000米ドル群を基準とした場合，35,000～74,999米ドル，20,000～34,999米ドル，0～19,999米ドル各群の腎結石症に対するオッズ比（95％信頼区間）は，それぞれ1.49（1.16-1.92），1.65（1.27-2.15），1.57（1.17-2.07）であり低所得層で腎結石症が有意に多いと報告[6] がなされている．
肥満が豊かさの象徴であった一昔と異なり，米国では，SESが高い集団では肥満者が少ないと報告されている[30]．このことは近年米国においてSESと尿路結石の負の関連が認められている原因の一つと考えられている．一方，わが国でも厚生労働省が2010年の「国民健康・栄養調査」結果を公表して[31] 世帯所得が比較的低い人ほど喫煙率が高く，野菜摂取量が少なく，女性では肥満の割合が高いことを明らかにした．わが国においても今後，経済格差が拡大すれば米国と同様な状況となる可能性がある．

ウム尿症，高尿酸尿症，高シュウ酸尿症，低クエン酸尿症などの結石が形成されやすい因子と関連することも示唆されている[20]．また，米国の健康栄養調査（NHANESⅢ）に登録された20歳以上の男女を対象とした横断研究において，メタボリックシンドローム関連因子（肥満，高トリグリセリド血症，低HDLコレステロール血症，高血圧，耐糖能異常）の保有数が多い人ほど自己申告による腎結石の既往が多くみられたとの報告[21]がありイタリアや韓国で行われた横断研究でも，メタボリックシンドローム患者では尿路結石が有意に多いことが報告されており[22-24]，これらの研究を対象としたメタ解析においても，メタボリックシンドローム患者における尿路結石のオッズ比は 1.39（95％信頼区間 1.14-1.70）とされている[25]．

8 治療法と治療後の再発率

全体の約60％は自然排石あるいは経過観察など保存的に治療されている．一方，積極的治療では約90％が ESWL〔PNL（percutaneous nephrolithotomy）や TUL（transurethral ureterolithotomy）の併用を含む〕が施行されている[32]（図1-7）．

尿路結石は5年で半数近くが再発するとされている[33]．低侵襲で治療成績も良好な ESWL が上記のように積極的治療の標準となったにもかかわらず尿路結石の発生頻度が増加していることから衝撃波の腎組織への影響や残石（砕石片）などから ESWL 後の高再発率の可能性が推察されていたが23編の文献を総合評価したところ，ESWL では平均観察期間 43.2 か月で平均再発率は 24.7％，PNL では平均観察期間 65.0 か月で平均再発率 19.0％，開放手術では平均観察期間 89.8 か月で平均再発率は 34.9％であった．したがって ESWL 後の再発率は，開放手術や PNL と同等と考えられている[34]．

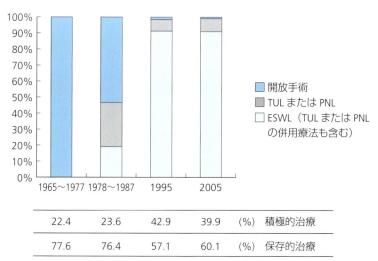

図1-7 上部尿路結石の保存的治療と積極的治療の比率および積極的治療方法の割合
（井口正典，他．臨床検査．2012; 56: 243-9[32] から引用）

おわりに

　2005 年全国疫学調査結果から尿路結石と生活習慣病との関連が明らかとなり，海外の疫学調査結果と合わせてメタボリックシンドロームの一疾患であるとの概念も確立されつつある．あらゆる疾患において疫学的データは，疾患の成因解明や治療・予防の開発などに有用であり継続した調査とデータの蓄積ならびに解析が必要である．

【文献】

1) Yoshida O, Terai A, Ohkawa T, et al. National trend of the incidence of urolithiasis in Japan from 1965 to 1995. Kidney Int. 1999; 56: 1899-1904.

2) Terai A, Yoshida O. Epidemiology of urolithiasis in Japan. In: Akimoto M, et al. Editors. Recent Advances in Endourology. vol 3. Tokyo: Springer-Verlag; 2001. p. 23-36.

3) Yasui T, Iguchi M, Suzuki S, et al. Prevalence and epidemiological characteristics of urolithiasis in Japan: National trends between 1965 and 2005. Urology. 2008; 71: 209-13.

4) Global, regional, and national incidence, prevalence, and years lived with disability for 301 acute and chronic diseases and injuries in 188 countries, 1990-2013: a systematic analysis for the Global Burden of Disease Study 2013. Lancet. 2015; 386: 743-800.

5) Romero V, Akpinar H, Assimos DG. Kidney stones: a global picture of prevalence, incidence, and associated risk factors. Rev Urol. 2010; 12: e86-96.

6) Scales CD Jr, Smith AC, Hanley JM, et al. Urologic diseases in America project. prevalence of kidney stones in the United States. Eur Urol. 2012; 62: 160-5.

7) Trinchieri A. Epidemiological trends in urolithiasis: impact on our health care systems. Urol Res. 2006; 34: 151-6.

8) 吉田　修. 日本における尿路結石症の疫学. 日泌尿会誌. 1979; 70: 975-83.

9) Yasui T, Iguchi M, Suzuki S, et al. Prevalence and epidemiologic characteristics of lower urinary tract stones in Japan. Urology. 2008; 72: 1001-5.

10) Scales CD Jr, Curtis LH, Norris RD, et al. Changing gender prevalence of stone disease. J Urol. 2007; 177: 979-82.

11) Taylor EN, Stampfer MJ, Curhan GC. Obesity, weight gain, and the risk of kidney stones. JAMA. 2005; 293: 455-62.

12) 井口正典，安井孝周，郡健二郎. 尿路結石の病態から見た再発予防法: 疫学から再発予防を考える. 泌外. 2008; 21: 655-61.

13) Curhan GC, Willett WC, Rimm EB, et al. Family history and risk of kidney stones. J Am Soc Nephrol. 1997; 8: 1568-73.

14) Goldfarb DS, Fischer ME, Keich Y, et al. A twin study of genetic and dietary influences on nephrolithiasis: a report from the Vietnam Era Twin (VET) Registry. Kidney Int. 2005; 67: 1053-61.

15) Chauhan V, Eskin B, Allegra JR, et al. Effect of season, age, and gender on renal colic incidence. Am J Emerg Med. 2004; 22: 560-3.

16) Chen YK, Lin HC, Chen CS, et al. Seasonal variations in urinary calculi attacks and their association with climate: a population based study. J Urol. 2008; 179: 564-9.

17) Brikowski TH, Lotan Y, Pearle MS. Climate-related increase in the prevalence of

urolithiasis in the United States. Proc Natl Acad Sci U S A. 2008; 105: 9841-6.

18) Breyer BN, Sen S, Aaronson DS, et al. Use of Google Insights for Search to track seasonal and geographic kidney stone incidence in the United States. Urology. 2011; 78: 267-71.

19) Antonelli JA, Maalouf NM, Pearle MS, et al. Use of the national health and nutrition examination survey to calculate the impact of obesity and diabetes on cost and prevalence of urolithiasis in 2030. Eur Urol. 2014; 66: 724-9.

20) Kohjimoto Y, Sasaki Y, Iguchi M, et al. Association of metabolic syndrome traits and severity of kidney stones: results from a nationwide survey on urolithiasis in Japan. Am J Kidney Dis. 2013; 61: 923-9.

21) West B, Luke A, Durazo-Arvizu RA, et al. Metabolic syndrome and self-reported history of kidney stones: the national health ad nutrition examination survey (NHANES III) 1998-1994. Am J Kidney Dis. 2008; 51: 741-7.

22) Rendina D, Mossetti G, de Filippo G, et al. Association between metabolic syndrome and nephrolithiasis in an inpatient population in Southern Italy: role of gender, hypertension and abdominal obesity. Nephrol Dial Transplant. 2009; 24: 900-6.

23) Jeong IG, Kang T, Bang JK, et al. Association between metabolic syndrome and the prevalence of kidney stones in a screened population. Am J Kidney Dis. 2011; 58: 383-8.

24) Kim YJ, Kim CH, Sung EJ, et al. Association of nephrolithiasis with metabolic syndrome and its components. Metabolism. 2013; 62: 808-13.

25) Besiroglu H, Otunctemur A, Ozbek E. The metabolic syndrome and urolithiasis: a systematic review and meta-analysis. Ren Fail. 2015; 37: 1-6.

26) Trinchieri A, Mandressi A, Luongo P, et al. The influence of diet on urinary risk factors for stones in healthy subjects and idiopathic renal calcium stone formers. Br J Urol. 1991; 67: 230-6.

27) Robertson WG, Peacock M, Heyburn PJ, et al. Epidemiological risk factors in calcium stone disease. Scand J Urol Nephrol Suppl.1980; 53: 15-30.

28) Najem GR, Seebode JJ, Samady AJ, et al. Stressful life events and risk of symptomatic kidney stones. Int J Epidemiol. 1997; 26: 1017-23.

29) Saint-Elie DT, Patel PV, Healy KA, et al. The impact of income and education on dietary habits in stone formers. Urology. 2010; 76: 307-13.

30) Wang Y, Beydoun MA. The obesity epidemic in the United States--gender, age, socioeconomic, racial/ethnic, and geographic characteristics: a systematic review and meta-regression analysis. Epidemiol Rev. 2007; 29: 6-28.

31) 平成22年国民健康・栄養調査結果の概要: http://www.mhlw.go.jp/stf/houdou/ 2r98520000020qbb.html

32) 井口正典, 安井孝周, 郡健二郎. 全国疫学調査からみた尿路結石症. 臨床検査. 2012; 56: 243-9.

33) Strohmaier WL. Course of calcium stone disease without treatment. What can we expect? Eur Urol. 2000; 37: 339-44.

34) 日本泌尿器科学会, 日本泌尿器内視鏡学会, 日本尿路結石症学会, 編. 尿路結石症診療ガイドライン2013年版. 第2版. 東京: 金原出版; 2013. p.10-1.

〈宮澤克人　井口正典　鈴木孝治〉

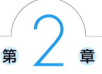

第2章 診断

2-1 初期診断

　尿路結石症の症状の多くは疼痛と血尿である．強い症状なく受診する場合はある程度の余裕をもって診察を行うことが可能であるが，比較的多くの場合は急性腹症の鑑別診断から始まる．また急性腹症には生命の危機に直結するものもあるため，尿路結石症を強く疑う所見とともに他の疾患の可能性が低いことも同時に鑑別しなければならない．

　この章では問診と理学所見・検尿と血液生化学検査につき述べたい．

1 症状の問診と理学所見

　先にも述べたが尿路結石の特徴的な症状は疼痛と血尿である．しかし疼痛・血尿どちらの症状も他の疾患でも認めることがあり，またどちらの症状がなくても尿路結石症を否定するものではない．

1．疼痛

　尿路結石症の疼痛は内臓痛と関連痛であり，内臓痛には鈍痛と疝痛がある．鈍痛としては片側性

> **エキスパートのポイント**
>
> 急性腹症などの時間が限られた状態での問診のチェックリストとして "SAMPLE" S（signs and symptoms: 徴候…痛みの部位など），A（allergies: アレルギー…アレルギー疾患の既往，薬物や食物のアレルギーの有無），M（medications: 薬物治療…現在服薬中の薬），P（past medical history, injures, illness: 過去の病歴…疾患だけでなく，外傷や手術歴，妊娠も含む），L（last meal/intake: 最も直近の飲水食事），E（events leading up to the injury and/or illness: イベント…どのような状況下に痛みが始まったか）および，"OPQRST" O（onset: 発症様式），P（palliative/provocative: 増悪・寛解因子），Q（quality/quantity: 症状の性質・ひどさ），R（region/radiation: 場所・放散の有無），S（associated symptom: 随伴症状），T（time course: 時間経過）などが提唱されている[1]ので参考にするとよい．

表 2-1　男女別急性腹症の頻度

男性 (n=5,268)		女性 (n=6,941)	
急性虫垂炎	483 (9.2%)	腸閉塞	557 (8.0%)
腸閉塞	481 (9.1%)	子宮/卵巣の腫瘍	548 (7.9%)
腹膜炎	335 (6.4%)	急性虫垂炎	498 (7.2%)
胆石症	328 (6.2%)	子宮/卵巣の炎症	459 (6.6%)
憩室炎	213 (4.0%)	腹膜炎	330 (4.8%)
胃潰瘍	208 (3.9%)	子宮/卵巣の非炎症性疾患	275 (4.0%)
尿管結石	**157 (3.0%)**	妊娠関連疾患	238 (3.4%)
胃/十二指腸炎	146 (2.8%)	胆石症	227 (3.3%)

> ### エキスパートのポイント
>
> 発症時間がはっきりした 3360 例において，その多くは深夜から夜明けの時間に受診する．尿管結石は午前 4 時 32 分をピークに発症しているとの報告もある[1]．

の背部痛～側腹部痛が特徴的である．肋骨脊柱角（CVA）で殴打により奥に響く痛みが生じるが，これは結石のため水腎症となり，この部位を殴打すると腎被膜などが進展されるために起こる．疝痛は空洞臓器および管腔臓器の壁にある平滑筋が攣縮を起こすことにより生じる痛

Side Memo

我が国での 2009 年～2011 年の DPC データを基にした急性腹症 12,209 症例を対象とした報告では男性の 3.0% が尿路結石と診断された[2]（表 2-1）．

みで「締め付けられるような痛み」が「周期的に」みられる．結石による急激な痛みは疝痛であり，尿管が閉塞し攣縮するために起こる．じっとしていられないほどの痛みで，体位を頻繁に変えることが多い．じっと耐えるように腹部を抱えることが多い胃腸疾患とは対照的である[1]．

　関連痛は痛みの原因となる内臓の障害部位から離れた部位の特に体表が痛みを感じる現象である．痛みを訴える部位に圧痛などの所見を何も認めない時は関連痛を疑うことが大切である．下部尿路結石症において男性では陰嚢部へ，女性では外陰部へ放散痛が生じることは有名である．

　また急性胆嚢炎や虫垂炎，潰瘍穿孔などによくみられる筋性防御は尿路結石症では起きないことが多い．

2. 血尿

　問診で血尿の申告があっても本当に血尿とは限らないので注意が必要である．例えばまずヘモグロビン尿，ミオグロビン尿，大黄，センナ，フェナゾピリンなどによる着色尿などの可能性があり薬剤に対する問診も行う必要がある．また本当に血尿であったとしても病的意義が少ないこともある．例えば抗凝固剤を内服している場合はそれにより血尿が助長されている可能性がある．さらに女性では婦人科臓器からの出血

Side Memo

基本健診における 40 歳以上の尿潜血単独陽性率は男性 9.1%，女性 19.4%，尿蛋白・潜血両者陽性率は男性 1.2%，女性 0.8% と報告されている．つまりは無症状の尿潜血陽性率は男性で 10.3%，女性で 20.2% ということになり，尿鮮血が陽性であったとしても受診のエピソードと関係があるとは限らない[4]．

と判別困難な場合もある.

　また逆に尿管結石の 20〜30％は尿潜血も陰性といわれており顕微鏡的血尿がなかったからといって結石を否定できるものではない. 尿管結石を疑い CT にて確定診断に至った症例のうち 84％に顕微鏡的血尿を認めたが腹部大動脈瘤破裂などの尿管結石以外の疾患でも 52％に血尿が認められたとの報告がある. その報告によれば尿管結石における尿鮮血の感度は84％, 特異度は 48％で陽性的中率 72％, 陰性的中率 65％であった [3].

3. 悪心・嘔吐

　悪心・嘔吐といえば消化器疾患を第一に疑うが, 腹腔神経節が腎と胃の両方を支配しているために尿管結石においても疼痛に随伴する症状として起こることがある. 胆管・尿管・子宮頸管などの管腔臓器が閉塞すると蠕動収縮運動が誘発され, 疝痛発作を生じるとともに嘔吐が誘発される. 通常, 嘔吐は疼痛のもっとも強い時期に一致してみられる [1].

PITFALL

腹部大動脈瘤などでも尿潜血陽性となることがあり,「背部痛があり尿鮮血が陽性のため結石と診断し帰宅させたが救急車で戻ってきた」というのはありうる話である. 実際に筆者が若い頃に実際に KUB で石灰化と尿鮮血を認めたため尿路結石症による疼痛と診断され, 救急室でペンタゾシンを 2〜3 回使用し朝一番で泌尿器科外来に紹介された患者がいた. 待合で意識消失発作をきたし, 腹部超音波検査をしたところ大動脈瘤が破裂していたが何とか命は助かったため, 事なきを得るという経験をしたことがある.

SideMemo

消化性潰瘍穿孔では急激な痛みとともに嘔吐が見られるが, 長時間持続することはまれである. 急性膵炎では腹腔神経叢への反射刺激が極めて大きく, 嘔吐反射は重篤で持続する. 腸閉塞では痛みが出現してから嘔吐が起こるまでの時間が閉塞部位の推測に役立つ [1] とされる.

4. 膀胱刺激症状（頻尿・残尿感）

　結石が膀胱付近まで下降すると膀胱刺激症状として頻尿や残尿感を訴えることがある. 膀胱炎や過活動膀胱, 前立腺肥大症や膀胱癌, 前立腺癌などでも出現する症状であるほか, 尿路結石を伴わない単純性腎盂腎炎も膀胱炎症状を伴うことが多く, 鑑別が必要である.

② 症状以外に必要な問診

1. 妊娠の有無

　尿路結石症の画像診断として近年 CT が用いられることが多いが, 妊娠の有無は X 線の撮影に先立って確認すべき事項である. また子宮外妊娠の可能性を考える判断材料になることもある.

　妊娠の有無を明らかにするのに有用な問診法は, ①月経周期の遅れがないか, ②妊娠嘔吐（つわり）など何らかの妊娠症状はないか, ③補妊法を用いているか, ④患者自身が妊娠する機会がないか, ⑤不妊治療を行っているか, である [1].

2. 合併症と既往症

　合併症と既往症を確認することにより尿路結石症発症の可能性を推察できたり, 他疾患の鑑別診断が容易になったり, 尿路結石の診断がついた後も治療に際し考慮すべき点などを洗い出すことが

> **エキスパートのポイント**
>
> 何らかの理由で救急外来を受診した妊娠可能女性（n=191）を対象とした研究では，疑われていないが妊娠していた頻度は6.3％であり，一方，腹痛あるいは骨盤内の愁訴があった場合は13％とされている[1].

可能となるため重要である．以下に合併症と既往症につき少しではあるが例を示す.

（1）尿路結石症

尿路結石症は再発率が高く過去の結石症の既往を確認することは重要である．1975年と少し古い報告であるが我が国における平均観察期間7年における再発率はシュウ酸カルシウムとリン酸カルシウム結石で41.2％，リン酸マグネシウムアンモニウム結石で38.6％，尿酸結石で55.6％，シスチン結石で55.6％[5]と高い再発率が報告されている.

（2）高尿酸血症

高尿酸血症は尿酸結石のみでなくカルシウム含有結石も多く認める．無症候性高尿酸血症の無治療状態では60.9か月の観察期間で尿路結石を9.5％に認める[6].

> **PITFALL**
>
> 女性に対し「妊娠していませんか？」と聞いた場合，市販の妊娠検査薬で妊娠反応を確認していなかった場合「していません」と答えることがある．実際に筆者は「妊娠していませんか？」と問診をし「していない」と答えたにも関わらず，腹部超音波にて胎児を確認できた症例を経験している．その患者に「最終生理はいつですか？」と確認すると8週間以上生理がきていないことが発覚した．聞き方にも工夫が必要である.

> **SideMemo**
>
> ちなみに妊娠6週で胎児の大きさは約2.3cm（Hasse法で計算）である.

（3）骨粗鬆症

活性型ビタミンD3などは尿中カルシウム排泄量を増加させることがあり，尿路結石症の原因となりうる．最近ではビスホスホネートの使用が増え，これらの使用割合は減ってきている.

（4）腸管の慢性炎症

急性腹症としての鑑別としてだけでなくクローン病や潰瘍性大腸炎のような腸管の慢性炎症性疾患は腸管でのシュウ酸の吸収を促進するため，尿路結石症の原因となりうる.

（5）再発する尿路感染症

尿路感染症を繰り返す状態は尿路通過障害がベースに存在する可能性がある．慢性の尿路感染症はリン酸マグネシウムアンモニウム結石の原因となりうる.

（6）腹部手術

癒着性や絞扼性の腸閉塞の可能性を考慮に入れる必要がある．既往開腹手術から初回の腸閉塞までの期間は1年以内の発症が約40％を占め，2年以内では半数以上が発症している．しかし10年以上経過してから発症する例が20％を占める[1]ため，腹部手術の問診は重要である.

> **エキスパートのポイント**
>
> 高尿酸血症においてカルシウム含有結石を多く認める原因としては，①不均一核の形成による説，②尿酸による抑制物質の消費による説，③塩析効果（salt-out effect）によるシュウ酸カルシウムなどの可溶性が下がることによる説，④尿酸結晶による尿細管腔の閉塞による説，等があるがはっきりしていない.

(7) 胆嚢胆管結石・胃十二指腸潰瘍

それぞれの再発率が高いとされる疾患である．胆嚢結石に対し胆嚢摘出術を施行した場合はほぼ再発はないとされるが，内視鏡的乳頭切開術後の胆管結石・胆管炎・胆道疝痛は5～15年の観察期間で7～16％と報告されている[7]．胃十二指腸潰瘍の再発率は高いとされていたが，ヘリコバクターピロリ菌除去後は1～2％と再発率は減少傾向である．

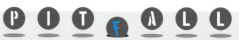

「お薬手帳」に記載がないからといって他の薬を飲んでいないとは限らない．院内処方を行っている医院では「お薬手帳」に記載がない場合がある．またサプリメントや一般医薬品については記載がないため，確認の注意が必要である．
以下に少数ではあるがいくつかの薬とその影響を示す．

3. 服薬状態

内服薬がわかれば既往症や合併症を予測可能であったり，結石の原因を絞り込むことが可能であったり，他疾患の可能性を鑑別可能であったり，その後の処置や手術に対する危険性を予測可能である場合がある．患者の申告だけでなく「お薬手帳」を確認することは重要である．

(1) フロセミド

高血圧や浮腫に使用されるループ利尿薬でヘンレループの上行脚に働き，ナトリウムの再吸収阻害と同時にカルシウムの再吸収も阻害するため，尿中のカルシウムが増加し，カルシウム含有結石の発生を助長する．

(2) ステロイド

骨形成の抑制，腎でのカルシウム再吸収低下による尿中カルシウム排泄促進によって結晶化促進に働く．

(3) アセタゾラミド

緑内障の治療も用いられ，近医尿細管細胞における重炭酸の吸収阻害から尿のアルカリ化と細胞内アシドーシスによる低クエン酸尿をきたし，リン酸カルシウム結石が生成されやすくなる．

(4) 抗凝固剤

心疾患の増加に伴い抗凝固剤を内服している患者も増加している．抗凝固剤は血尿のリスクを高める可能性があり，尿路結石の鑑別を見誤らせる可能性があるので注意が必要である．

(5) 活性型ビタミンD

ビタミンD投与の場合には，腸管でのリン吸収も増加し，二次的に尿中リン濃度も上昇することでカルシウム×リン積が上昇し，尿管結石や腎石灰化のリスクが増大すると考えられる．

4. アレルギー

尿路結石の診断目的でのCTは単純CTで可能であるが，梗塞や解離などの血管病変との鑑別が困難な場合には造影CTの撮影が必要となるため，ヨードアレルギーの有無は必要な問診である．また治療薬の禁忌なども確認しておくべき点である．

> **エキスパートのポイント**
>
> 近年高血圧に対し利尿剤の効果が見直され，サイアザイド系利尿薬とARBの合剤が発売されている．サイアザイド系利尿剤は尿細管でのカルシウムの吸収を促進し，尿中カルシウム排泄を減少させる．そのためカルシウム含有結石に対しては結晶化抑制に働く．

5. 家族歴

尿路結石症は再発率が高いことは前述したとおりであるが家族歴についての問診も重要である．2005 年の第 5 回尿路結石症疫学調査では 4958 症例中 753 症例（14.8%）に二親等以内の家族歴を認め，家族歴の有無で再発率を比較すると家族歴のある患者の方が優位に再発の多いことが明らかになっている[8]．

3 検査

1. 初期検査

尿路結石症の存在を確定診断可能な尿検査および血液検査は存在しない．しかしながら尿路結石の可能性を鑑別診断として尿検査・血液検査は必要である．

2. 検尿

(1) 尿中赤血球数

尿検査にて赤血球の検出を確認するとともに円柱の出現などから糸球体性か非糸球体性かを確認する（結石は非糸球体性）．

(2) 尿中白血球数と細菌尿

尿路感染症の鑑別診断もしくは合併の検査のために行った方がよい．

(3) pH

酸性ではシュウ酸カルシウム，リン酸カルシウム，尿酸，システインともに結晶化しやすく，感染結石といわれるリン酸アンモニウムマグネシウムはが尿素を分解してアンモニアを生成するためアルカリ性で形成されやすい．

(4) 尿中結晶

近年は尿沈査の機械化が進み，尿沈査を直接みる機会が少なくなってきている．尿沈査を目視することでシュウ酸カルシウム結晶・リン酸カルシウム結晶・システイン結晶・尿酸結晶などの結晶成分を確認することができるので可能であれば目視する機会を持つことが望ましい．

3. 採血

急性腹症患者で行われる血液検査[1]（表 2-2）のうち血算（WBC, RBC, Hb, Hct, Plt），電解質（Na, K, Cl, Ca），肝機能（T.Bil, AST, ALT, ALP, LDH），腎機能（BUN, Cre），炎症反応（CRP），筋疾患（CPK），血糖（BS）をルーチンで行うが血液検査のみに頼るのではなく総合的な判断が必要である．さらに結石の診断においては尿酸（UA）とリン（P）を追加するべきであろう．

(1) カルシウム（Ca）

高カルシウム尿症を伴う高カルシウム血症を認めた場合は原発性副甲状腺機能亢進症，悪性

> **SideMemo**
> 尿中の尿酸溶解度は pH 5 の時に 15mg/dL，pH 7 の時に 200mg であり，pH 6 以下では尿酸飽和度を超えている．水分摂取を高めて尿量を倍にした場合は，腎排泄尿酸許容量が倍にはなるが pH の効果はそれを上回る[9]．

表 2-2	急性腹症で行われる血液検査例	
1. 血算	WBC, RBC, Hb, Ht, PLT, MCV, MCH, MCHC	
2. 電解質	Na, K, Cl, Ca	
3. 肝機能	T.Bil, AST, ALT, ALP, LDH	
4. 腎機能	BUN, Cre	
5. 炎症反応	CRP	
6. 筋疾患	CK	
7. 血糖	BS	
8. 急性膵炎	リパーゼ, アミラーゼ	
9. 急性冠症候群	トロポニン I, H-FABP, CK-MB	
10. 急性心不全	BNP	
11. 血栓・塞栓症	PT, APTT, FDP, FDP-DD	
12. 意識障害	アンモニア	
13. 感染症	HBs Ag/Ab, HCV Ab, 梅毒検査, HIV 検査	
14. 血液ガス	pH, PaO$_2$, PaCO$_2$, HCO$_3^-$, BE, 乳酸	
15. 輸血	血液型, 不規則抗体	
16. 敗血症	血液培養, プロカルシトニン (PCT)	

腫瘍, サルコイドーシス, 甲状腺機能亢進症, 長期臥床などの可能性を考える.

(2) リン (P)

原発性副甲状腺機能亢進症においては高カルシウム血症が有名であるが, 低リン血症をきたすことがあり高 Ca 血症がなくても低リン血症を確認した際は副甲状腺ホルモン (iPTH) を測定する必要がある.

(3) 尿酸 (UA)

血性尿酸値 7.1mg/dL 以上で血性尿酸値に呼応して尿路結石の頻度が上昇する. 高尿酸血症患者の結石は必ずしも尿酸結石とは限らない [9].

さらに鑑別疾患に応じて特定の疾患に特定な検査項目を追加する.

(4) 血清アミラーゼ

急性膵炎のスクリーニングとしての血中アミラーゼ (cut off を正常上限とすると感度 91.7-100%, 特異度は 71.6-97.6%) は有用である [10].

(5) トロポニン I, H-FABP, CK-MB

鑑別診断としての心筋梗塞の除外の目的として行われる.

(6) BNP

心不全の有無に対する検査である.

(7) PT, APTT, FDP, FDP-DD

腎梗塞・上腸間膜動脈血栓症などの梗塞性疾患, 感染症などによる DIC の診断に必要である. また腎瘻などの外科的処置を行う場合にも必要な検査である.

(8) アンモニア

急性腹症で意識障害を伴う場合には十分な病

SideMemo

血中リパーゼは急性膵炎診断の感度 86.5-100%, 特異度 84.7-99.0%と血中アミラーゼに比べ高い正診率を示すが救急での測定には適さないことが多い [10].

> **エキスパートのポイント**
>
> ビタミン D 剤やカルシウム剤を内服している患者において随時尿 Ca/Cre 比（mg/mg）が 0.3〜0.4 を超える場合では投与量減少や中止を処方医に提言すべきである.

歴聴取が困難であり，肝硬変による肝性脳症や特発性細菌性腹膜炎などを疑う場合にはアンモニアの採取が必要である.

(9) HBs Ag/Ab，HCV Ab，梅毒検査，HIV 検査

急性腹症では緊急手術になることが多く感染症のチェックは必要である.

(10) pH，PaO₂，PaCO₂，HCO₃⁻，BE，乳酸

腸管壊死などの可能性を考慮に入れるなら必要な検査である. 乳酸の値が 2.5mmol/L を超えると予後不良といわれている.

(11) 血液型，不規則抗体

輸血の可能性がある場合には必要である.

(12) 血液培養，プロカルシトニン（PCT）

敗血症を伴う可能性がある場合には血液培養および PCT を採取すべきである. CRP は感染症発症早期には上昇せず，WBC は重症感染の場合は低下することもあり判断に迷うことがある.

4. 追加検査

結石と診断されれば可能であれば以下の項目についても可能であれば測定することが望ましい. これにより尿路結石症の原因精査につながる可能性がある.

(1) 尿中カルシウム

高カルシウム血症を伴わない高カルシウム尿症は Cushing 症候群・末端肥大症・フロセミドの内服・Paget 病などの可能性を考える.

(2) 尿中シュウ酸

尿路結石症の約 70％がシュウ酸カルシウムを含有しており，シュウ酸カルシウムの結晶化にはシュウ酸濃度が最も影響している. 残念ながら尿中シュウ酸濃度測定は保険適応となっておらず，いち早い保険適応化が望まれる.

(3) 尿中クエン酸

低クエン酸尿症は尿の酸性だけでなく尿中シュウ酸の飽和度にも影響を及ぼす.

(4) 尿中尿酸

ゆるやかなプリン体・蛋白質制限食下で 1 日尿酸排泄が 1000mg を超える症例の 50％以上に尿路結石を認める[9].

(5) iPTH

原発性副甲状腺機能亢進症は尿路結石を初発症状とすることがある.

4 鑑別診断

何度も言うが問診・理学所見・血液検査および尿検査で尿路結石症の確定診断は不可能である. そのため効率よく尿路結石症の確定診断に至るためには鑑別診断が重要であり，尿路結石症の可能性が示唆される所見を集めるとともに他の疾患でないという除外診断が必要になってくる. 急性腹

症の疼痛部位からの鑑別診断を図 2-1 に示す．見ての通り尿路結石症は様々な部位での鑑別診断に挙がっており，いかに他疾患との鑑別が大事かを見てとれる．以下に代表的な鑑別疾患の特徴を示す．

(1) 急性腎盂腎炎

熱発を主症状とすることが多い．同様に側腹部痛および CVA の叩打痛を認める．先行の膀胱炎症状をきたすことが多い．結石に合併することもあるため腎盂腎炎を認めた際は画像診断にて結石の有無を確認することが望ましい．

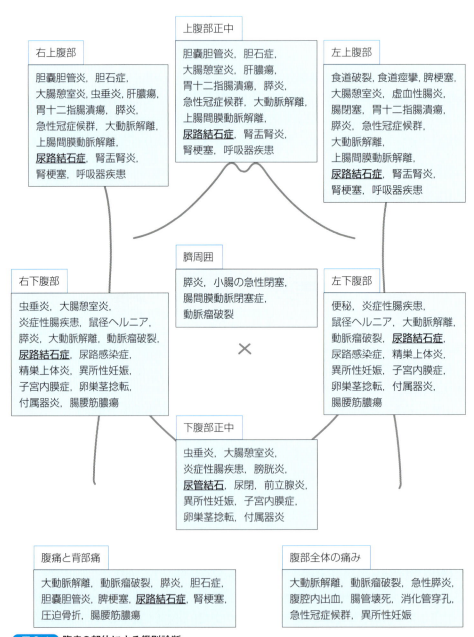

図 2-1　腹痛の部位による鑑別診断

(2) 腎梗塞

約70％は心房細動，弁膜症，虚血性心疾患に併発するため既往症・心血管系リスクなどの臨床的背景の把握が必須である．症状は，突然発症する急激側腹部痛，背部痛，それに伴う悪心・嘔吐・発熱である．動脈硬化の危険因子である糖尿病，高血圧，高脂血症，喫煙などの確認，また線維筋性異形成，大動脈炎症候群，解離性大動脈瘤の合併のチェックは必須である[11]．

(3) 遊走腎

仰臥位から立位となったときに患側腎が2椎体もしくは5cmを超えて下降する状態．無症状のことが多いが10〜20％に腰部鈍痛・嘔気嘔吐・間歇的血尿などを認める．特徴は長時間の立位・座位で出現し時間とともに増悪する痛みである．

(4) 尿路系腫瘍

結石と同様に血尿や水腎症を認めることもある．尿管腫瘍による水腎症はゆっくりと形成されるため鈍痛は起こるが疝痛は起きにくい．また尿管腫瘍による狭窄の頭側で結石が停滞し，あたかも尿路結石症による水腎症に見えることがあるので注意が必要である．

(5) 急性虫垂炎

上腹部より徐々に下降し右下腹部に移動する持続的な痛みが特徴である．発熱を伴うことが多い．しかし高齢者では発熱をきたさないこともあり，注意が必要である．

(6) 腹部大動脈瘤破裂

高血圧・60歳以上・男性・家族歴・動脈硬化・喫煙歴がリスクファクター．急激な腹痛を主訴に受診する．バイタルサインに注意が必要．腹痛とともに便意を訴えることもある．

(7) 子宮外妊娠

下腹部痛（98.6％），無月経（74.1％），性器出血（56.4％）が最大症状だが自覚症状に乏しい場合や腹腔内出血からのショックが初発のこともあり注意が必要である[1]．卵管妊娠や間質部妊娠破裂により腹腔内に多量に出血した場合は急性腹症の原因となり，腹壁の筋性防御やBlumberg徴候が出現する．破裂前に経腟超音波検査により早期に診断された場合や卵管妊娠流産などでは鈍痛や無症状のこともある．性器出血を随伴することが多い．

(8) 卵巣茎捻転

嚢腫茎の捻転により茎内の静脈が閉塞し，嚢腫はうっ血状態となるため突然の激痛が生じるが，必ずしも突発的な発症ではなく数日にわたる痛みのこともあり注意が必要である．70％に悪心・嘔吐などを伴うことがある．卵巣腫大を伴うことが多くそこに一致した部位に圧痛を認め，51％

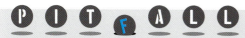

解離性大動脈瘤は典型的には激烈な背部痛を訴えるとされるが高齢者では症状が軽微なこともあり注意が必要である．筆者の経験した中に70歳後半の女性で軽度の上腹部痛を訴え受診した患者が解離性大動脈瘤であった症例があった．まったく苦悶様表情もなく，本人の訴えは「何となくおなかが痛い」程度であり，背部痛は確認しても「ない」とはっきり言うほどであった．実は意識がしっかりしているにも関わらず1回目の血圧が測定できず，腕を変えて測定したら測定可能であったことが後で思えば解離性大動脈瘤を疑う所見であったのだが，最初は看護師に「先生血圧が測れません」「いやそんなはずないだろう．もう1回測ってみて」「ああ，先生測れました」と言われ疑問にも思っていなかった．結局自分では疾患がはっきりわからず，たまたま近くを歩いていた同期の循環器科医に念のため心臓超音波を依頼して診断に至り，患者も自分も助かったという苦い思い出がある．

に側腹部・背中・鼠径部に放散痛も認める[1].

（9）急性胆管炎

典型的な症状として右上腹部痛，発熱，黄疸がある（Charcot 3 徴）．発熱や腹痛は 80％以上に見られるのに対して黄疸は 60〜70％に認める程度という報告が多い．しかし Charcot 3 徴がそろえば，胆管炎以外の疾患であったのはわずか 9％にすぎなかったと報告され，その特異度は高いとされている[7].

（10）急性膵炎

疼痛部位は上腹部が多く，背部への放散痛，食欲不振，発熱．嘔気・嘔吐，腸蠕動音の減弱などが頻度の高い症状であるが急性膵炎のみに特徴的な症状ではないため，血液検査が必要である．

おわりに

尿路結石症における問診と理学所見・検尿と血液生化学検査につき述べさせていただいた．尿路結石症は患者を何度も経験し診察にある程度慣れてくると，日常診療の忙しさに追われ問診や理学所見の確認・検尿と血液生化学検査を簡略化してしまうことがありがちである．しかし鑑別診断には緊急の処置・手術が必要なものもあり，思い込みが起こると確定診断に至るまでに混迷する場合もあるので，診察の最初の段階である問診と理学所見・検尿と血液生化学検査をしっかりと行うことが肝要である．

［文献］

1) 急性腹症診療ガイドライン出版委員会，編．急性腹症診療ガイドライン 2015．東京：医学書院；2015.

2) Murata A, Okamoto K, Mayumi T, et. al. Age-related differences in outcomes and etiologies of acute abdominal pain based on a national administrative database. Tohoku J Exp Med. 2014; 233: 9-15.

3) Luchs JS, Katz DS, Lane MJ, et al. Utility of hematuria testing in patients with suspected renal colic: Correlation with enenhanced helical CT results. Urol. 2002; 59: 839-42.

4) 石田久美子，石田　裕，山縣邦弘，他．成人検尿および血清クレアチニン測定の意義と現状（茨城県の健診データを中心に）．日内会誌．2001; 90: 17-24.

5) Takasaki E. An observation on the composition and recurrence of urinary calculi. Urol Int. 1975; 30: 228-36.

6) 細谷龍男，河野英男，池田　斉，他．無症候性高尿酸血症の予後に関する研究—I. リウマチ．1986; 25: 369-71.

7) 急性胆管炎・胆嚢炎診療ガイドライン改定委員会，編．急性胆管炎・胆嚢炎診療ガイドライン 2013　第 2 版．東京：医学図書出版；2013.

8) 日本泌尿器科学会，日本泌尿器内視鏡学会，日本尿路結石症学会，編．尿路結石症診療ガイドライン 2013 年版．第 2 版．東京：金原出版；2013.

9) 高尿酸血症・痛風の治療ガイドライン作成委員会．高尿酸血症・痛風の治療ガイドライン．東京：日本痛風・核酸代謝学会；2002.

10) 急性膵炎診療ガイドライン 2015 改定出版員会，編．急性膵炎診療ガイドライン 2015 第 4 版．東京：金原出版；2015.

11) 増田　均．腎梗塞−疝痛様の側腹部痛および発熱がみられる患者です．臨泌．2015; 69（4）: 292-4.

〈永田仁夫〉

2-2 尿路結石症の画像診断（X-P, US, IVU, CT, MRI）

尿路結石症の画像診断は，従来，US（超音波），KUB，IVU（経静脈的尿路造影）によりなされることが多かった．最近では，画像技術の進歩により，単純CTが低線量で撮影できるようになったこと，X-P（X線）陰性結石であっても，単純CTで診断できることより，まず単純CTが行われるようになった．

ここでは，最初の診断，治療，経過観察を含め，尿路結石症の画像診断につき，診断法ごとに概説する．

1 超音波

超音波は，ベッドサイドですぐ行うことができるため，最も簡便かつ被曝の少ないツールである．尿路結石症の患者は，痛みが強いことが多く，まず除痛のため，NSAIDsの投与を行いながら，検査を進めていくこととなる．痛みが強くて動けないときに，X線やCTをとることは難しい．そんなときに活躍するのが超音波である．

超音波検査で，水腎症があれば，尿路の閉塞が疼痛の原因と推察されるし，腎に結石があれば，それとは別の小さな尿管結石がある可能性も推察される．また，腹水の有無，胆石の有無，胆管の拡張などを簡便にスクリーニング可能である．

体位は，仰臥位，側臥位，腹臥位いずれの体位でも構わず，仰臥位で十分に観察しえない場合は，側臥位や，腹臥位を選択すると良い．肝臓を窓にすると，皮質の観察には良いが，腎門部は見えないため，腎門部を見たい場合はやや背側からプローベをあてる．また，肋骨に重なり，見えづらいこともあるので，呼吸移動をうまく利用するとよい．正常な腎を図2-2に示す．また，腎瘻やPNLを行うことを考慮するのであれば，腹臥位で，穿刺用プローベで見ておくとよいと思われる．膀胱結石や尿管膀胱移行部付近の結石を観察する際には，仰臥位でみる必要がある．また，この際

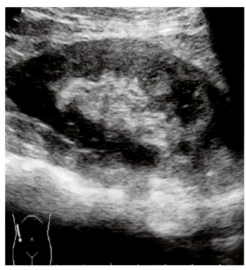

図2-2 正常な腎の超音波画像

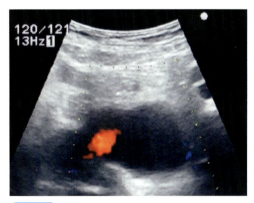

図 2-3 みぎ尿管口からの尿が流出

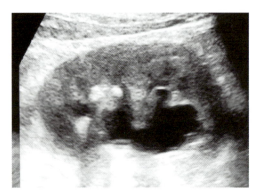

図 2-4 水腎症と腎結石

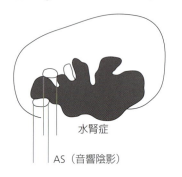

結石は High echoic lesion として示される

水腎症
AS（音響陰影）

には，膀胱に尿がたまった状態で観察する．妊婦で KUB や CT をとることを望まず，尿路結石が疑われる場合，尿管口からの尿の流出をドップラーモードで観察する（図 2-3）ことにより，尿の流出があれば，緊急にステント留置等の必要はなく，経過観察とすればよい．流出がない場合は，閉塞に関し，精査および介入が必要となる．

　超音波断層法による結石は高輝度エコー像（strong echo）と，結石で超音波が跳ね返ってその後方には超音波が届かないため，後方に音響陰影（acoustic shadow）を認める（図 2-4）．これは骨を観察した際にも認められ，仰臥位で腎を観察する際には肋骨の音響陰影が観察の妨げとなることがある．また，超音波では腎嚢胞の観察も簡便にできる．腎嚢胞がある腎結石や上部尿管の結石の体外衝撃波結石破砕術（ESWL）では嚢胞が破裂，出血し，被膜下血腫の原因となることもあるので，気をつける必要がある．

　腎結石の ESWL では，インライン超音波を用いると，結石に確実にフォーカスできること，超音波画像が見えていない場合は，治療器のヘッドが患者に密着していないこともわかるため，効率的な破砕が可能である．

2 KUB（kidney, -ureter, -bladder）

　KUB は kidney, -ureter, -bladder の略語で，上部はおおよそ，第 11 肋骨起始部，下部は恥骨

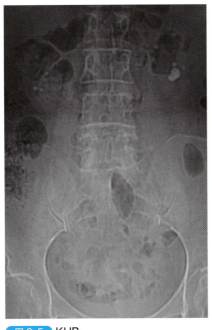
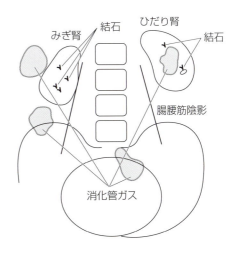

図 2-5 KUB

下縁までの撮影範囲となる．横隔膜は入らず，仰臥位，呼気での撮影となるので，free air など，消化管に関するものを見るのには適さない．腎，腸腰筋陰影を確認（消失している場合，腸腰筋膿瘍など後腹膜病変を疑う），また腰椎の状態も確認する（圧迫骨折がないか，骨棘がないか），そして，腎陰影と膀胱陰影から，尿管の走行もおおよそイメージして，石灰化陰影を観察する．陰影の淡い結石や，小さい結石，骨に重なる部分の結石の診断は難しい．また，腸管のガスや糞便で結石像が判断できないこともある．特に痛みが強い時は腸管の動きも悪くなっており，ガスが多くなり，診断が困難なことが多い．骨盤内の静脈の石灰化との鑑別も必要である．一般に骨盤内の静脈の石灰化は辺縁が丸くなめらかで，多発していることが多い．両側腎結石の KUB を図 2-5 に示す．KUB では，X 線陰性のシスチン結石，キサンチン結石，尿酸結石は診断できない．

　尿路のみならず，腎実質の石灰化を認める場合，腎結核も疑うことが重要である．

　尿路結石症の最初の診断で用いられることは最近では減っているが，尿路結石症患者の経過観察には極めて有用な検査である．CT の Scout Image で結石が確認できる場合は，KUB で結石の有無は判断できるため，その後の排石の follow は KUB で行うのが妥当である．X 線陰性結石の場合は，費用なども考えれば，症状，尿検査所見とあわせて，超音波で水腎症の有無，ドップラーで尿管口より尿の流出があるかどうかみることで，尿管の閉塞の有無を判断するのが妥当であると考える．

3 IVU（経静脈的尿路造影）

　排泄性尿路造影の目的は，尿路結石の確定診断，X 線陰性結石の同定，尿路結石の治療方針決定，腎機能のおおまかな判定であるが，現在は単純 CT で尿路結石の確定診断がなされることが多く，治療方針の決定も造影 3DCT の方がよりよい画像を得られるため，あまり行われることはなく

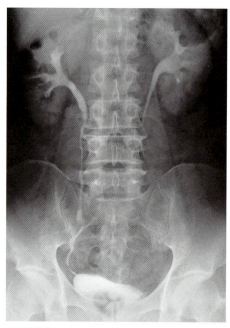

図2-6 IVU

なった検査である．図2-6にIVU画像を示す．

検査施行前の注意点

①造影剤を用いる検査なので，ヨードアレルギーがないかを確認する．
②血液生化学検査を行い，クレアチニン値が1.4mg/dL以上では，造影剤による腎機能の悪化（造影剤腎症）をきたしうるので施行しない．
③気管支喘息の有無：気管支喘息がある場合，造影剤の有害事象が起きる率は約10倍増すとされており，コントロールされていない喘息患者，喘息治療中の患者では，行わない方がよい．
④疼痛が強い状態で行うと，造影剤のため，浸透圧利尿がかかり，腎盂内圧が上昇するため，造影剤の腎盂外溢流が起きる可能性，また炎症によるdebris，間質の浮腫，血管攣縮による尿細管閉塞を反映し，造影効果が不良なこともあり，疼痛の強い際には行わない．

撮影にあたっては，前日の夕食は軽めとし，当日の朝は水分のみとする．腸管のガスが多い患者や便秘のある患者ではジメチコンのような消化管内ガス駆除薬や，下剤を前もって投与する．また，消化管の造影検査後には行わない．造影剤は，緩徐にシリンジポンプを用いて3分かけて50mLを注入するIVUか，100mLを5分かけて点滴で注入するDIUの2法があり，前者では，注入後5分，10分，15分で撮影し，後者では10分，20分，30分で撮影する．造影効果が不良な場合は，注入後60分，120分の撮影を追加する．また通常最後に立位での撮影，また下部尿管の結石を見たい場合は，排尿後の撮影を追加する．造影剤注入後は，患者の状態を十分に観察する．検査後，数日後に蕁麻疹など，遅発性アレルギーが現れることもあり，注意を要する．造影剤の有害事象を表2-3に示す．

表2-3 造影剤の有害事象

重症度	症状	対処
軽度	悪心，軽度嘔吐，じんま疹，瘙痒感	経過観察，検査続行
中等度	重度嘔吐，著明なじんま疹，気管支痙攣，顔面/喉頭浮腫血管迷走神経発作	検査中止アレルギーに対する治療応援を呼ぶ
重篤	低血圧ショック，呼吸停止，心停止，痙攣	検査中止，救命処置，応援を呼ぶ

過去にヨード造影剤に対して中等度ないし重度の急性副作用を有する者，喘息がある者，治療を要するアレルギーを有している者に対しては，以下のように対処
①ヨード造影剤を必要としない他の検査法を検討する．
②造影剤の副作用歴がある患者では別の種類のヨード造影剤を使用する．
③薬剤の前投与を検討する．薬剤前投与の有効性に関する臨床エビデンスは限られている．薬剤前投与を行う場合は，造影剤投与の12および2時間前にプレドニゾロン30mg（またはメチルプレドニゾロン32mg）の経口投与が適当である．

(ESUR Guidelines on Contrast Media Ver 9.0)

4 単純CT（NCCT）

EAUガイドライン，AUAガイドラインでも結石の診断にもっとも推奨されるのが，Non-contrast-Computed Tomography（NCCT）である．CTのメリットは，①S状結腸憩室炎，虫垂炎などの他疾患の鑑別診断に有用であること，②腎周囲脂肪の毛羽立ちなどより腎盂炎の存在も類推できること，③結石のCT値から，結石の硬さが推察され，治療選択の一助となること，④CT値より，尿酸結石の診断が可能なこと，⑤結石と皮膚との距離を測ることで，ESWLが有効か判断する一助となることがあげられる．また，冠状断などと合わせることで，より結石の形状，水腎などがわかりやすくなる（図2-7）．

BMIが30未満であれば，低線量CTで十分診断が可能である．ちなみに日本人でBMIが30を超えるものは男性で20～35％である．表2-4に各検査の被曝量を示すが，低線量のNCCTはIVUよりも被曝が少なく，他の疾患との鑑別に有用なことより，まずNCCTが勧められる．

特別なケースとして，妊娠中の場合の診断をどうするかという問題があげられる．妊娠8週までは，50～100mGyの被曝で奇形，そして，25週までは，60mGyの被曝で精神発達遅滞の危険性がある．腹部CTによる被曝は約30mGyであるが，不要な被曝は避けるべきである．また，妊婦が20～50mGyの被曝を受けた際に，子供が小児がんになる危険性は250人に1人とされる．通常の小児がんの頻度が500人に1人であることを考えると発症率は2倍となる．また，妊婦の尿路結石の70％は自然排石する．以上より，妊婦で尿路結石症が疑われた場合，まず，超音波で腎，膀胱を観察し，尿管口から尿の流出があるかを確認し，尿の流出があれば，それ以上の画像診断はせずに経過をみるのがよいであろう．診断がつかずに，症状が続く場合，MRIや低線量CTが考慮されるが，利益と不利益をよく説明することが大切である．

また，CTは治療の選択に有用である．CT値の平均が1000HU以下，結石が1cm未満であれば，SWLが有効と判断され，低侵襲な治療として，SWLが推奨される．一方，CT値の平均が1000HUを超える場合は，SWLは無効なことが多く，内視鏡での治療が推奨される．また，皮膚から結石までの距離（SSD）を測ることで，結石まで衝撃波が有効に届くかどうかの判断がなされる．SSDは，図2-8のように0°，45°，90°の距離の平均として示され，およそ9cmまたは10cmを超えるとSWLが不成功になる率が上がることが示されている．また，EAUガイドライ

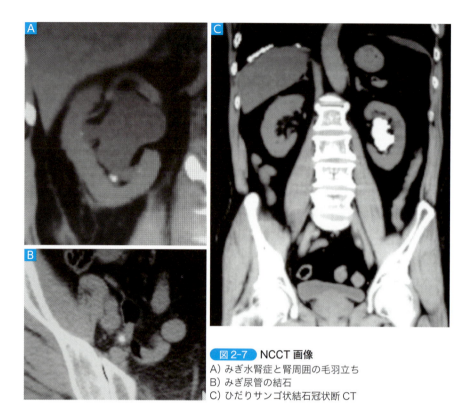

図 2-7 NCCT 画像
A) みぎ水腎症と腎周囲の毛羽立ち
B) みぎ尿管の結石
C) ひだりサンゴ状結石冠状断 CT

表 2-4 各 X 線検査の被曝量

	線量（mSV）
KUB	0.5〜1
IVU	1.3〜3.5
Regular Dose NCCT	4.5〜5
Low Dose NCCT	0.97〜1.9
Ultra Low Dose CT	0.64〜0.68
Enhanced CT	25〜35

(Am J Roentgenol. 2008; 191: 396-401, Am J Roentgenol. 2007; 188: 927-33, Abdom Imaging. 2015)

ンでは内視鏡治療を選択する場合は，尿路の解剖を 3D で把握するため，尿路の造影 3DCT を行うことが推奨されている．例えば，下腎杯結石に経尿道的にアプローチが可能か否かの判断，PNL でどの腎杯よりアプローチするのがよいかの判断，腎盂尿管移行部狭窄症や，尿管狭窄など器質的な異常がないか，これらを判断するには造影 3DCT は極めて有効である（図 2-9，2-10）．ただし，造影 CT では被曝量が大きいことは肝に銘じるべきであり，手術が必要な場合に限るのがよいであろう．

Dual Energy CT を用いることで，尿酸結石を判別が可能であり，尿酸結石であれば，アルカリ化療法の適応がある．Dual Energy CT の原理は異なったエネルギーで撮影された 2 種類のデータから X 線吸収係数の違いに基づいて性状の推定を行うものである．一般に，80KpV と 140KpV で撮影される（図 2-11）造影 CT で造影剤を識別し，これを取り除いた画像を構築すれ

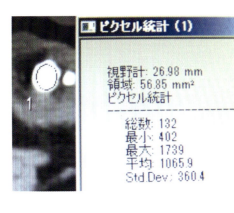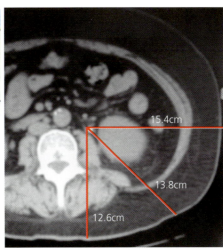

4mm　SSD 13.9cm

図 2-8 CT 値と SSD（skin to stone distance）
CT 値は，結石外の部分を含まないように楕円表示で囲むと，その中の CT 値が右図のように示される．
この場合，402 〜 1739HU，平均 1065HU
左上部尿管の 4mm の結石 SSD は，左図のように，0°，45°，90° の距離の平均で示される．

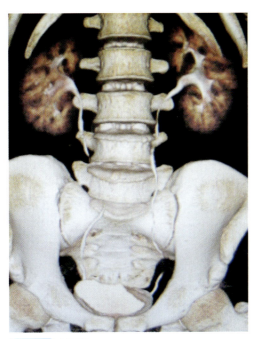

図 2-9 3DCT

ば，造影 CT でも結石の判別が可能である．問題は被曝量が増えることであるが，低線量 CT と組み合わせることで被曝量の軽減が図られている．

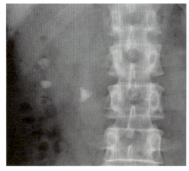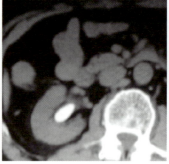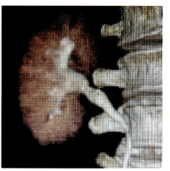

腎盂から下腎杯にかけての結石と腎杯結石
3DCTから腎盂と下腎杯の角度（IPA）
下腎杯の幅（IW），長さ（IL）を求めると，f-TULで下腎杯への到達は
比較的容易と思われる．

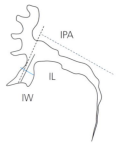

■ 図2-10　KUB NCCT，造影3 DCTから砕石のプランニング

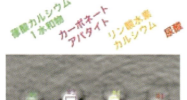

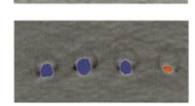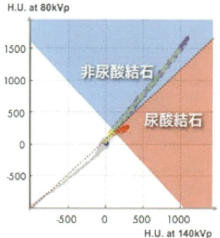

■ 図2-11　Dual Energy CT
カーボネイトアパタイトの結石では，80kVでのCT値は140kVの2倍程度
尿酸はほぼ同じ400HU前後である．
（高橋　哲．月刊インナービジョン．2009年11月号付録
http://www.innervision.co.jp/suite/siemens/supplement/0911/s204/より転載）

5 MRI（magnetic resonance imaging）

　MRIでは，直接結石を見ることはできないが，陰影欠損として観察される．水腎があり，ヨード系造影剤が禁忌な患者に対し，MRU（magnetic resonance urography）は極めて有用な検査である．MRUは，heavy T2-weght image（T2WI）で撮影され，造影剤を用いなくても水のある部分を認識し，再構築しえるため，尿路が描出される．最近では，cine MRUで見ることで，尿管の蠕動の様子も把握できる．小児に対する検査や妊婦に対し，超音波の次に行う検査として有用である．小規模な研究しかないが，高磁場が胎児に与える影響は問題がないとされる範囲であること，MRIの騒音は80〜120dBに及ぶが，子宮内では30dBに減弱しており，問題となる範囲ではないことより，安全に施行できるものと考えられるが，大規模なデータはないため，よく説明して行うことが大切である．

　MRUの画像を示す（図2-12）．

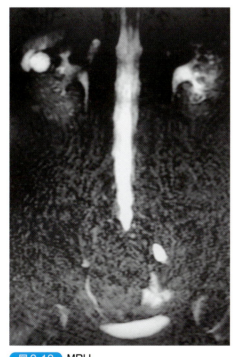

図2-12　MRU
腎嚢胞も認める．結石は陰影欠損として認める．

まとめ

　尿路結石の診断は，超音波と，NCCT（BMI 30>は低線量CT）で確定する．NCCTは，ESWLが有効かを判断するのにも有用である．外科的な治療を考慮する場合，造影CTで3D構築を行うことが有用である．Dual Energy CTは尿酸結石の鑑別に有用である．妊婦では，超音波検査が勧められる

【文献】

1) Turk C, Petrik A, Sarica K, et al. EAU Guidelines on Interventional Treatment for Urolithiasis. Eur Urol. 2015 sep 4. [Epub ahead of print]
2) Turk C, Petrik A, Sarica K, et al. EAU Guidelines on Diagnosis and Conservative Management of Urolithiasis. Eur Urol. 2015 Aug 28. [Epub ahead of print]
3) Patel SJ, Reede DL, Katz DS, et al. Imaging the pregnant patient for nonobstetric conditions: algorithms and radiation dose considerations. Radiographics. 2007; 27: 1705-22.
4) Ray AA, Ghiculete D, Pace KT, et al. Limitations to ultrasound in the detection and measurement of urinary tract calculi. Urology. 2010; 76: 295-300.
5) Worster A, Preyra I, Weaver B, et al. The accuracy of noncontrast helical computed tomography versus intravenous pyelography in the diagnosis of suspected acute urolithiasis: a metaanalysis. Ann Emerg Med. 2002; 40: 280-6.
6) El-Nahas AR, El-Assmy AM, Mansour O, et al. A prospective multivariate analysis of factors predicting stone disintegration by extracorporeal shock wave lithotripsy: the value of high-resolution noncontrast computed tomography. Eur Urol. 2007; 51: 1688-94.
7) Patel T, Kozakowski K, Hruby G, et al. Skin to stone distance is an independent predictor of stone-free status following shockwave lithotripsy. J Endourol. 2009; 23: 1383-5.

〈納谷幸男〉

第3章 治療法の選択

このハンドブックには，尿路結石症における各破砕術（ESWL，r-TUL，f-TUL，PNL）についての項目も設けてある．それぞれの治療法における典型的な症例提示は各項目においてもなされると思われるので，この項では改めて尿管結石・腎結石におけるガイドラインを提示しながら，ガイドラインだけでは適切な治療法を示すことが中々に困難で，頭を悩ます症例を例にとり，筆者が様々な解釈を加えながら選択した治療法を示すこととする．なお，著者はPNLよりもr-TUL，f-TULに軸足を置いた論調で語らせて頂いていることをご容赦願いたい．

1 尿管結石の治療法選択

尿管結石の外科的治療はESWL，TULによる結石破砕治療が主な治療の選択肢としてあげられるが，上部尿管結石ではPNLも可能である．結石の存在する位置と結石の大きさを参考にすると，ガイドラインに示したごとくが妥当な治療法の選択となる（図3-1）[1]．このガイドラインの根拠

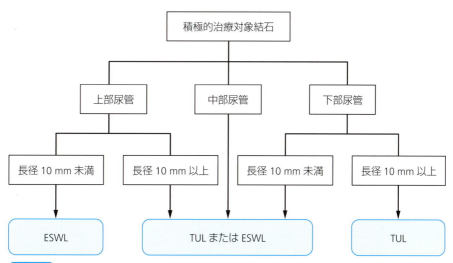

図3-1 尿管結石の治療方針のアルゴリズム
（日本泌尿器科学会，他編．尿路結石症診療ガイドライン2013年版．第2版．金原出版; 2013. p.30より転載）

表 3-1 EAU 尿管結石ガイドライン治療成績（2011 から変わらず）

＊印は大きさを反映させていない報告に基づく data

結石部位	ESWL（s/f%）	TUL（s/f%）
Distal ureter＊	74%（73〜75%）	93%（93〜94%）
<10mm	86%（80〜91%）	97%（96〜98%）
>10mm	74%（57〜87%）	93%（91〜95%）
Mid ureter＊	73%（71〜75%）	87%（85〜89%）
<10mm	84%（65〜95%）	93%（88〜98%）
>10mm	76%（36〜97%）	79%（71〜87%）
Proximal ureter＊	82%（81〜83%）	82%（81〜84%）
<10mm	89%（87〜91%）	84%（80〜88%）
>10mm	70%（66〜74%）	81%（77〜85%）

s/f: stone free rate

(Türk C, Guidelines on Urolithiasis. European Association of Urology. 2013 より改変)

としたのがよく知られる（表3-1）[1] である．ESWL と TUL による治療成績比較で，上部尿管結石の内で 10mm 未満の結石に対する ESWL の治療成績が TUL を凌いでいる以外，上部・中部・下部のいずれの部位，大きさにおいても TUL（rigid および flexible）による治療法が stone free rate で同等かまたは優れているとするものである．しかし，これは単に一度の治療による stone free rate の結果の比較を述べているわけであり，その治療法に麻酔が必要であるか否か，入院を要するか否か，それぞれの治療法での起こりうる合併症，患者が受ける精神的なストレスの全てを含めた上での結論ではない．さらには結石自体の状況（CT による結石の硬さの推測，癒着の存在の有無，水腎症の程度），患者側の要因（肥満，高度 BPH の存在，寝たきりの状態，合併症の有無等）が治療法の選択肢を左右する因子となってくる．最も考慮しなければならないのは，ESWL は適切な治療間隔をあければ治療を繰り返すことが可能であるという点である．

　いずれの大きさの尿管結石であっても，ESWL も TUL も PNL も困難と判断された症例では，開腹するよりも腹腔鏡による切石術を選択することに妥当性があると思われる．この選択肢は今後増えていく可能性がある．

1. 長径 10mm 未満の上部尿管結石

　この範疇の結石に対する第一選択は ESWL である．これは尿管結石のガイドラインの中で最も万人に受け入れられる項目であろう．上部尿管結石とは言ってもその範囲は広い．UPJ 直下の U1 結石では，たとえ結石と尿管粘膜に癒着が存在したとしても，TUL の操作の過程で結石を腎内に push back してしまう可能性は高く，f-TUL の準備がなされていなければならない．access sheath を用いることは尿管に要らぬストレスをかけることになるので，r-TUL より f-TUL は侵襲的な治療法と捉えたい．やはり ESWL が適当な選択である．しかしながら，L4，L5 付近の結石であると push back される可能性が低くなるので水腎症が高度な症例では 10mm 未満でも TUL を選択することに問題はない．しかし，小さな結石ゆえ，超音波ないしは X 線による照準が困難である症例や初回の ESWL で全く効果のなかった症例においては，2 回を目処に TUL へ移管するのが良い．この大きさの結石に対して CT 高値を根拠に TUL を進めるのは勧めない．小さな結石での CT 値測定は値が不安定であることがその理由である．他の施設から ESWL で効果の

なかった症例の治療を依頼された場合は，最初から TUL を行うのが良い．高度な肥満がある患者では，結石までの深さが影響して ESWL の効果が期待できないことがあり，その際は大きさを考慮せずに TUL が選択されるのが良い．

2. 長径 10mm 以上の上部尿管結石

この大きさでは ESWL でも TUL でも何れを第一選択にしても良しとしている．この大きさであると CT 値の測定も有効で，高値であれば TUL を勧めるのも良い．Ca 結石を前提に結石辺縁の形状を参考にして，平滑であると CaOX・H_2O 優位の硬い結石，ギザギザであれば CaOX・$2H_2O$ 優位の脆い結石の可能性が高いと判断して ESWL か TUL かを決めるのも有効な判断材料と思われる．一方で，硬い CaOX・H_2O 優位結石では，破砕自体が粗くても，案外自然排石されることを臨床上経験しているので，さらに悩ましい．同様に硬いとされるシスチン結石は結石表面が平滑であるので，大きな破砕片でもこれまた案外自然に排石される．症例1として（18×7mm）の U1 結石であるが，比較的破砕されそうな尿管結石に対し，患者と相談の上，尿管ステントが入る TUL を嫌い，数回を要する可能性を了解の上 ESWL を選択した症例を示す．初回 ESWL で破砕効果があり，2回目の ESWL で stone free となり，術後の IVP でも腎機能の改善が確認されている．結石分析は CaOX であった．1回の TUL と2回の ESWL の比較では当然1回で治療終了する点が評価されようが，入院せず，麻酔も施行せず，尿管ステント留置による不快感も味わわずに経過したこの患者さんは，結果的に良い選択をされたのではなかろうか？ 症例2は1年間経過を診られた 20 歳男子の左尿管結石（17×8mm）である．自然排石を期待されたが，あまりにも長期にわたって経過を診られていることを不信に思った元の主治医が，著者に紹介して来た患者さんである．状況からは r-TUL または f-TUL が第一選択であろうが，20 歳男性に尿管ステントを留置するのは偲び難く，初回は ESWL から開始し，「もし反応がなければ諦めて内視鏡操作にしましょう」との IC のもと治療した患者さんで，結果的に stone free を得た．なお余談であるが，この患者さんは，術前検査で副甲状腺機能亢進症が判明し，ESWL 後に根治術を施行した．1年間の経過観察は全く無駄な時間で，手術をしないで自然排石を期待する方針であっても，尿路結石の精査は平行して実施すべきである．症例3はさらに大きな尿管結石（25×20mm）の症例であり，1回の f-TUL と1回の ESWL が効果的であった症例である．

3. 中部尿管結石

この位置の結石は，TUL で結石が push back される可能性がさらに低くなるので多数症例経験者にとってはやりやすい．近年の ESWL 用結石破砕装置は衝撃波の発射位置が容易に overhead に変更できるため，この位置の結石の照準がしやすく治療成績は優れたものになっていく．また，この位置の結石は腹部から衝撃波を照射するため，体表から結石までの距離が短いことも良好な治療成績の根拠になっている．

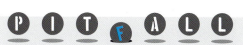

初心者にとっては，下部尿管から中部尿管にかけての尿管の走行はかなり深度が変化するので，レーザー破砕やバスケットカテーテル操作，鉗子による破砕片の摘出の際には尿管の視野のうち底面の損傷に配慮しなければならない．

4. 長径 10mm 未満の下部尿管結石

一口に下部尿管結石と命名しているが，実際には膀胱近くの UVJ 付近の尿管と，それより近位の下部尿管とでは腹部から見た体表からの

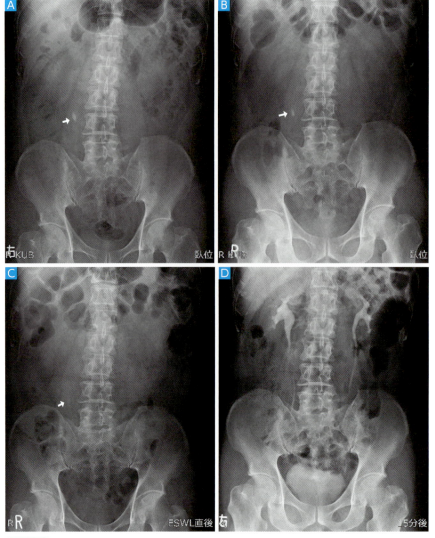

症例1
A) 大きな右尿管結石症例（63歳，男性）．術前 KUB：右尿管結石（18×7mm）を認める．
B) 1回目 ESWL 術後：破砕効果が認められる．
C) 2回目 ESWL 術後：結石はさらに細かく破砕されている．
D) 治療終了後最終 IVP：右尿管結石は全て排石された，右腎機能は良好．
結石分析：シュウ酸 Ca2 水化物 98%

深度には大きな違いがあるので，超音波で探査する ESWL 機種では U3 結石と一括りにはできない．UVJ 付近の結石は膀胱に蓄尿することで結石の探査は比較的容易である．TUL においては単に尿管口から近い位置にある結石という括りで問題はない．したがって，10mm 未満であっても，TUL を優先した方が良い下部尿管結石もある．

5. 長径 10mm 以上の下部尿管結石

この大きさになると，たとえ超音波で探査しやすい UVJ 付近の下部尿管結石であっても，1回の ESWL で治療が終了する可能性は低くなってくるので，最初から TUL を第一選択することに

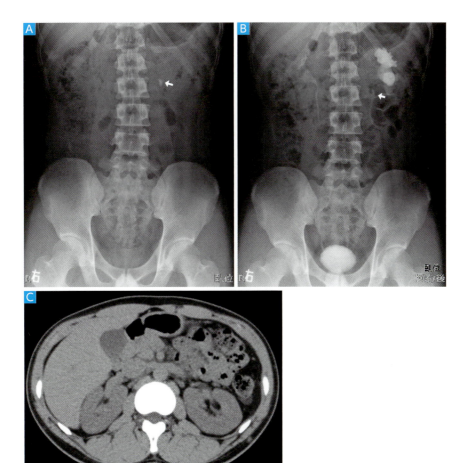

症例 2
A) 1年間経過を診られた尿管結石症例（20歳, 男性）. 術前 KUB: 左尿管結石（17×8mm）を認める.
B) 術前 IVP: 左水腎症を認める.
C) 術後にアトピー性皮膚炎の既往を確認したため単純 CT で確認した. 1回の ESWL 術後 CT: 左尿管結石は消失しており, 左水腎症は改善している.
結石分析: シュウ酸 Ca2 水化物 95%, リン酸 Ca 5%

異論はないであろう. むろん, 入院, 麻酔, 尿管ステント留置等の煩わしさを伴う TUL と, 数回の ESWL の比較を説明した上での患者の希望は無視できない.

尿管結石の項目の最後に, 特殊例として症例 4 両側尿管結石症例を示す. この症例は初診時 ARF の状態で, 緊急で両側に TUL が施された.

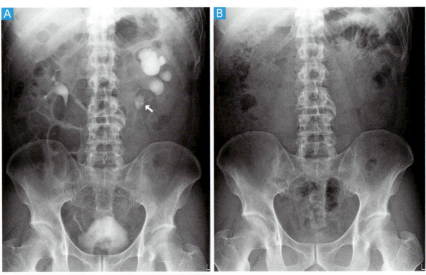
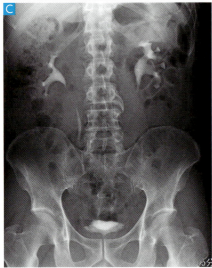

> **症例3**
>
> A) 大きな左尿管結石症例（59歳，男性）．術前 IVP：左尿管結石（25×20mm）と左水腎症を認める．
> B) f-TUL で結石を細かく砕いて尿管ステント留置，その後 ESWL を追加して尿管ステント抜去した症例．術後 KUB：尿管にも腎内にも残石を認めない．
> C) 術後 IVP：左水腎症は改善している．
> 結石分析：シュウ酸 Ca1 水化物 76％，リン酸 Ca 24％

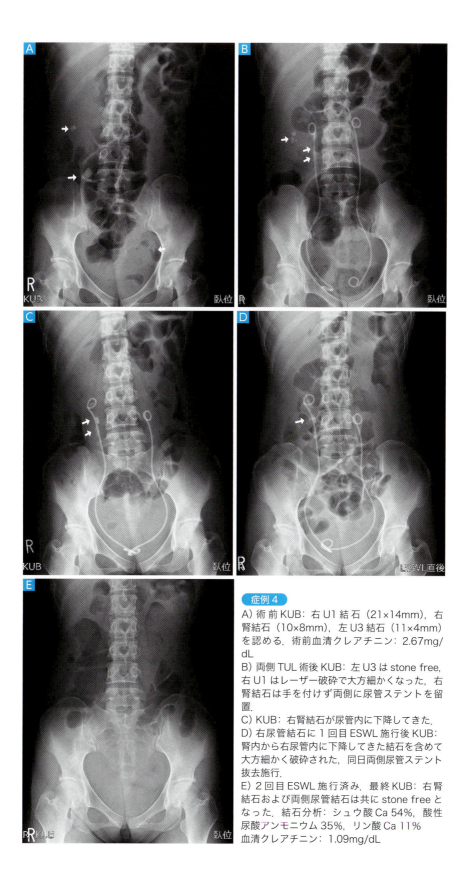

症例4

A) 術前 KUB: 右 U1 結石（21×14mm），右腎結石（10×8mm），左 U3 結石（11×4mm）を認める．術前血清クレアチニン：2.67mg/dL
B) 両側 TUL 術後 KUB: 左 U3 は stone free，右 U1 はレーザー破砕で大方細かくなった．右腎結石は手を付けず両側に尿管ステントを留置．
C) KUB: 右腎結石が尿管内に下降してきた．
D) 右尿管結石に 1 回目 ESWL 施行後 KUB: 腎内から右尿管内に下降してきた結石を含めて大方細かく破砕された．同日両側尿管ステント抜去施行．
E) 2 回目 ESWL 施行済み．最終 KUB: 右腎結石および両側尿管結石は共に stone free となった．結石分析：シュウ酸 Ca 54%，酸性尿酸アンモニウム 35%，リン酸 Ca 11%
血清クレアチニン：1.09mg/dL

2 腎結石の診療ガイドライン

以前において，腎結石に対する実用的な外科的治療は，破砕治療の中で最も低侵襲なESWLと，最も侵襲のあるPNLしか選択肢がなかったわけであるが，近年における機器の進化と改良の恩恵にあずかり，f-TULが有効な手段となってからは，治療方針に大きな変化が生じ多様性を持つようになった．図3-2[1]に腎結石のガイドラインを改めて示す．

> **SideMemo**
> 最近の軟性腎盂尿管鏡で鮮明な腎内の画像を見ることができる．その際腎乳頭粘膜下に埋もれるような形態で存在するRandall's plaqueを見る機会が増えている．小さなものから10mm以上ある大きさまで様々であるが，これを超音波検査ないしはCTで確認し，それを根拠にESWLを施しても意味はない．たとえ画像上破砕されても結石は粘膜下から出てくることはない．IVPないしはDIPで見ると腎乳頭内の結石は鑑別がつく．

1. 10mm未満の腎結石

上中下腎杯結石，腎盂結石を問わずESWLを第一選択としていることに異論はない．結石自体が破砕されるか否かという問題以外に，破砕治療においては，破砕された破砕片がsmoothに尿管を経由して体外に排石されるか？ という問題も存在することを忘れてはならない．この大きさまでの結石であれば，首尾よく結石が細かく破砕され，破砕片が一気に尿管に移動したとしても，stone streetが形成されることは稀で大きな問題とはならない．しかし，小さくともinfundibulumに嵌頓する形で局所に水腎症を形成するような結石では，f-TULを選択肢に入れるべきである．

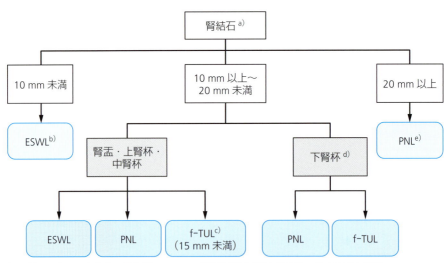

a) 腎結石：全ての大きさの腎結石について，単独治療が困難な場合は，他の治療を併用
b) ESWL：結石や患者の状況に応じて，f-TULやPNLも適用可能
c) f-TUL：15mm以上の結石は，ESWLやPNLを併用
d) 下腎杯：以下の条件を満たす結石に適用．条件を満たさない場合は，ESWLも適用可能
　①腎盂と腎杯頸部の角度が急峻な例
　②下腎杯が長い例（10mm以上）
　③腎杯頸部が狭い例（5mm未満）
e) PNL：結石や患者の状況に応じて，ESWLやf-TULも適用可能であるが，これらの単独治療は困難

図3-2　腎結石の治療方針のアルゴリズム
（日本泌尿器科学会，他編．尿路結石症診療ガイドライン2013年版．第2版．金原出版；2013．p.33より転載）

2. 10mm〜20mm 未満の腎結石

　この大きさの領域では，結石自体が現在の ESWL 用破砕器では 1 回では破砕されにくいという問題と，逆にもしも結石が完全に破砕された場合，その破砕片が排石過程で stone street を形成する可能性が高いかもしれない，という 2 つの問題を考慮しながら治療法を選択しなければならない．三十数年前の ESWL 導入時において，その対象は「サクランボ大の腎結石」とされた．日本の佐藤錦とカリフォルニアの黒い大きなサクランボでは大きさに差があるが，大方この範疇の結石がそれに該当するであろうから，「尿路結石破砕治療の原点」とも言える結石である．この大きさの腎結石に対する ESWL では，症例によっては尿管ステント留置を考慮しなければならなくなってくる．さらに，ガイドラインには結石の存在する部位によっても治療成績が異なってくることがある点を明記してある．すなわち，たとえ結石が破砕されたとしても破砕片が一向に体外へ排石されなければ本治療は成功とは言えないからである．腎結石が腎の内のどのような場所に存在しているのかを理解してから治療法を選択しなければならない．腎盂，上腎杯，中腎杯に存在する結石は破砕さえ可能であれば破砕片の排石は比較的 smooth であろう．この範疇の結石では ESWL，f-TUL，PNL いずれの治療法でも第一選択可としてある．しかし，ガイドラインでは f-TUL については現段階で 15mm 未満の結石までとの足枷を付記している．下腎杯結石では infundibulum の長さ（10mm 以上ある），細さ（5mm 未満である），腎との角度が急峻であるなどが，排石を左右する重要な因子となってくる．この悪条件が確認された症例では，ESWL ではなく，PNL もしくは f-TUL が推奨される．このような悪条件がない症例では下腎杯結石でも ESWL による治療は可能である．筆者は f-TUL は下腎杯結石のとても良い適応であると考えている．症例 5 はそのような下腎杯結石の 1 症例である．

3. 20mm 以上の腎結石

　この大きさの結石は stone free rate を根拠に PNL が第一選択とされる．ガイドラインでは ESWL または f-TUL も可能であるが，単独治療は困難で他法との併用が推奨されるとした．大きな結石は概して硬く，超音波破砕器やリソクラストが使用できる PNL が有利である．また大量に出てくる破砕片を直接に洗浄摘出できるため stone free rate は高くなる．

PITFALL

昨今では結石の診断を CT で行い，その存在を確認していきなり ESWL を選択してしまう泌尿器科医が多いようである．腎結石では，治療法選択の手段として DIP もしくは IVP による腎の形態，結石の位置の把握が重要となってくる．

SideMemo

経皮的腎瘻造設，PNL 自体はどれだけ手技が進歩しても出血する時はしてしまう手技である．合併症の割合の問題ではなく，血管損傷による大量出血に伴う輸血の可能性，動静脈瘻に対する TAE の可能性などの極めて大きな合併症の可能性がある．現状，PNL 実施施設で TAE が実施可能か否かという問題はあまり語られていないような気がする．著者が以前勤務した施設において，他院から単腎尿管結石嵌頓，ARF 症例に 6F の経皮的腎瘻を留置された症例が紹介され，TUL 後に経皮的腎瘻を抜去した際，腎瘻抜去部と尿路側から大量出血を起こし，Hb が 12.3mg/dL から瞬時に 7.4 まで下降した症例を経験している．その施設には，たまたま放射線科検査読影のために大学病院から定期的に派遣される血管造影に長けた放射線科医師がおり，動静脈瘻からの大量出血を診断して頂き，手際よく TAE を施してもらい命拾いした苦い経験がある．6F の腎瘻でもこのような合併症が起きたことに大いに驚かされた．

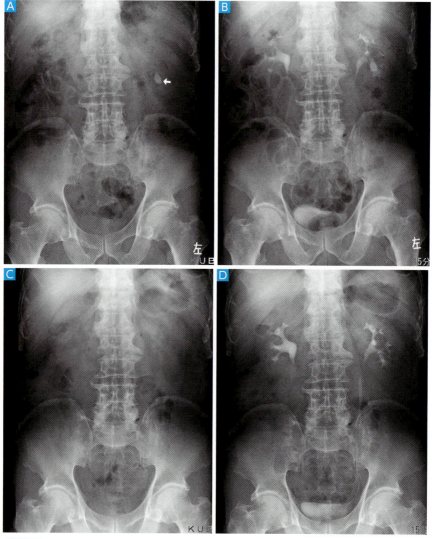

症例 5
A) 他院 ESWL で残石になった下腎杯結石症例：73 歳，男性．
　術前 KUB：左腎結石（24×14mm）を認める．
B) 術前 IVP：下腎杯結石である．
C) f-TUL ステント留置後に ESWL を追加した．術後 KUB：左腎結石は stone free である．
D) 術後 IVP：下腎杯および尿管に狭窄を認めない．
結石分析：シュウ酸 Ca1 水化物 98%

20mm 以上の結石に対する新しい機種による ESWL はあまり効果が期待できない．逆に，もしも ESWL による破砕が良好な場合に備えて尿管ステントを留置しなければならない，というもどか

> **エキスパートのポイント**
>
> 実はこの大きさの結石の破砕治療が結石治療の中で最も術者のセンスに差が出る領域である．一つの手技で完結することは少なく，いくつかの手技を組み合わせるか，または繰り返すことによる治療が基本となるからである．

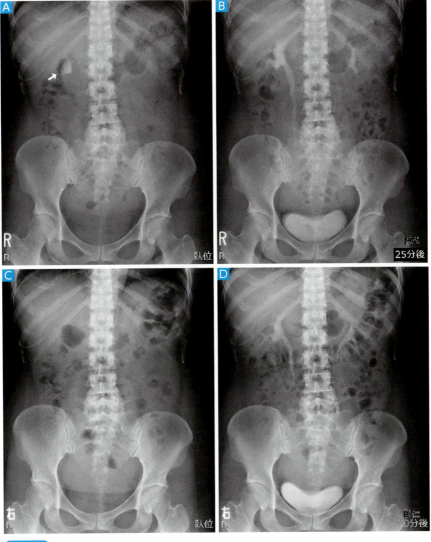

症例6
A) 大きな右腎結石症例：47歳，女性．術前KUB：右腎結石（27×19mm）を認める．
B) 術前IVP：右尿管はかなり太そうであり，f-TULを選択した根拠でもある．
C) f-TUL尿管ステント留置し，2週間後尿管ステント抜去．術後70日後KUB：右腎結石は stone free である．
D) 術後IVP：右腎機能は良好で右尿管に狭窄を認めない．
結石分析：シュウ酸Ca1水化物88％，リン酸Ca 12％

しさもある．一方この大きさの結石にf-TULを施す場合は，レーザーで結石を大まかに，または結石の一部を破砕し，一部破砕片をバスケット鉗子で摘出し，尿管ステントを留置して大きな破砕片の尿管への移動を管理した上で，その後残石をESWLで細かく破砕してから尿管ステントを抜去する考えもある．そのような症例を症例6として示す．術前IVPで右尿管が太く弛緩している症例はaccess sheath留置にストレスがなくf-TULに向いている．近年報告が増えているmini-PNLとf-TULを組み合わせた，TAP，またはECIRSも大きな腎結石に対して有用な選択肢となろう．

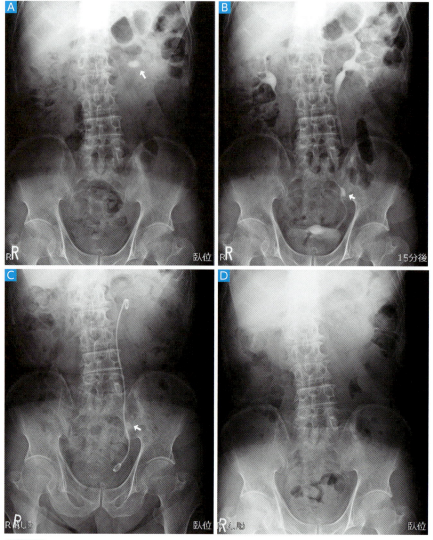

症例7
A) 尿管切石術後再発症例（83歳，男性）．術前KUB：左腎結石（20×12mm）を認める．
B) 術前IVP：→左中部尿管に過去における尿管切石術の瘢痕を認める．
C) 術後KUB：→以前の尿管切石術後瘢痕付近に破砕片の停滞が認められる．同日尿管ステント抜去した．
D) 最終KUB：中部尿管に破砕片を認めず全て自然排石された．結石分析：未

4．30mm以上の腎結石

　この大きさはガイドライン上20mm以上に含まれるわけで，ガイドラインにはこの範疇の結石を別枠で示してはいない．著者は今後のf-TULのdata蓄積により，ガイドラインにおけるf-TULの限界は，これまでの20mm前後の議論から30mmという大きさを境とした議論に変化していくのではないかと考えている．
　特殊な例をいくつか示す．症例7は過去に尿管切石術の既往のある症例に対する破砕治療である．症例8には過去に2回同じ部位に尿管切石術を受けたためにUPJ狭窄を合併し，バルーン拡張術を併用した症例に対する破砕治療を示す．症例9には大きな下腎杯結石で，f-TULもPNLも難しそうな腎盂の形態を持つ症例にESWLを施行した治療例を示す．

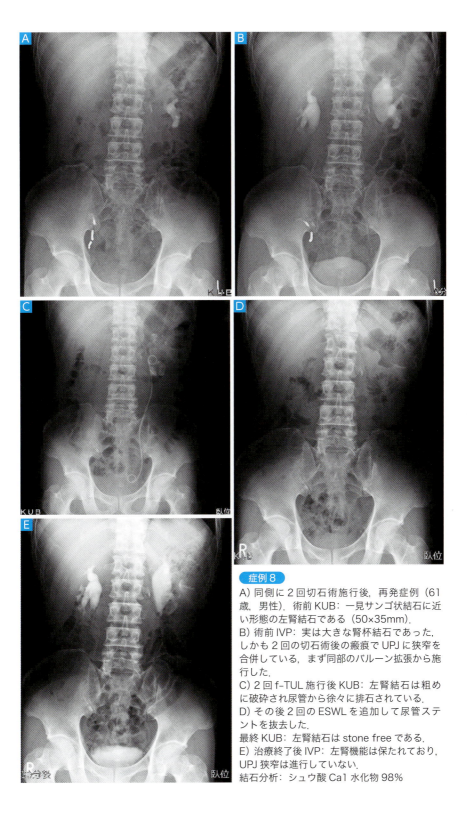

> **症例8**
>
> A) 同側に2回切石術施行後, 再発症例 (61歳, 男性). 術前 KUB: 一見サンゴ状結石に近い形態の左腎結石である (50×35mm).
> B) 術前 IVP: 実は大きな腎杯結石であった, しかも2回の切石術後の瘢痕で UPJ に狭窄を合併している. まず同部のバルーン拡張から施行した.
> C) 2回 f-TUL 施行後 KUB: 左腎結石は粗めに破砕され尿管から徐々に排石されている.
> D) その後2回の ESWL を追加して尿管ステントを抜去した.
> 最終 KUB: 左腎結石は stone free である.
> E) 治療終了後 IVP: 左腎機能は保たれており, UPJ 狭窄は進行していない.
> 結石分析: シュウ酸 Ca1 水化物 98%

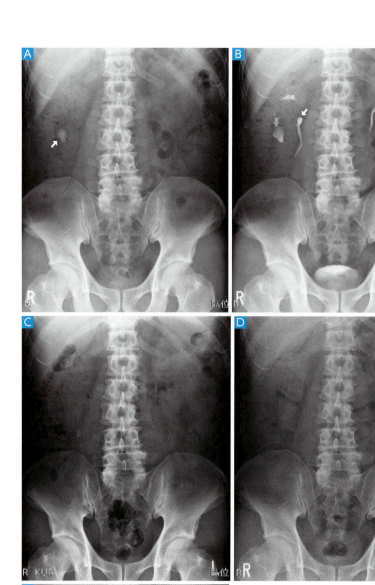

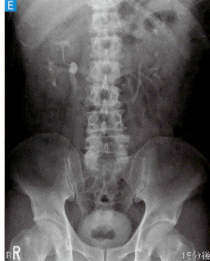

症例 9

A) f-TUL も PNL も困難と思われる大きな腎結石症例（67 歳，男性）．術前 KUB：大きな右腎結石を認める（25×15mm）．

B) 術前 IVP：右下腎結石である．写真では見にくいが，腎盂は小さく下腎杯結石に通ずる infundibulum は coiling していて f-TUL も PNL も困難そうである．

C) 1 回目 ESWL 後 KUB：腎盂の形態からして破砕片が一気に尿管に下降することはなかろうと予測して尿管ステントは留置せずに ESWL 施行した．かなり自然排石し，上部尿管に大きな破砕片を認めた．

D) ESWL2 回目施行後 KUB：右腎結石，右尿管結石を認めない．

E) 術後 IVP：右腎機能は保たれている．

結石分析：シュウ酸 Ca2 水化物 98%

3 サンゴ状結石の診療ガイドライン

サンゴ状結石のガイドラインでは,「これを無治療で経過観察した場合,多くは腎機能を失い,敗血症などを招く可能性があるため,積極的に治療を行うことが望ましい」と明記している.よって,これを最初に診断した泌尿器科医は,自前で外科的治療を行うか,近隣の尿路結石多数治療経験施設に治療を依頼するかしなければならない.尿路感染が治癒しないので精査した結果見つかった,他科のX線写真やCTで指摘された,などがサンゴ状結石として紹介される主な経緯である.けっして疼痛がなく無症状だからと経過観察することは許されない.最も困るのは,長期間放置した上で,後日自施設にはESWL破砕機がないからESWLのある施設を紹介するとの説明で,あたかも腎サンゴ状結石がESWLで治療できるかのような誤った考えのみを添付して患者を紹介依頼される例であり,さらには,患者さんが聞かされがちな,「大きな結石だから動くことはありませんので経過をみてかまいませんと言われた」というインフォームドコンセント(IC)である.後者のようなICは人間ドックや他科の医師のみではなく,同業である泌尿器科医でもなされているので泌尿器科諸氏は気をつけましょう.このようなICを経て紹介された患者さんのみならず,適切に診断され早々に紹介されて来た患者さんにおいても,腎サンゴ状結石患者への説明には苦慮することが多い.①現在無症状であるのになぜ外科的治療が必要なのか? ②原因は何であるか? ③何でいままで見つからなかったのか? ④PNL,f-TUL,TULを中心とした内視鏡治療に加えESWLも加え,全ての破砕治療を用いなければ治療は完遂できない.⑤多くの症例では患側の腎機能は障害されていることが多く,時にstone freeを達成できたとしても,その失われている腎機能が回復するわけではない.時には大きく腎機能を失う可能性もある.⑥治療に入っているにもかかわらず,感染結石を中心に重症尿路感染症の合併する可能性が高いこと,治療法それぞれに特有の合併症があること.等を説明しなければならない.繰り返すが,目先無症状の患者さんへこれだけの話をすることは相当ストレスのあることである.腎サンゴ状結石患者の中には既に無機能に陥っている患者もいるわけで,高度水腎症を伴う場合や,すでに膿腎を合併している症例では腎摘

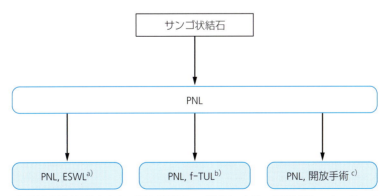

a) ①結石が比較的小さく,SSA が 500mm² 以下である.水腎症がないか,あっても軽度である.
   ②CT 値が 900HU 以下で SSD が 9cm 以下である.
b) 結石が比較的小さく,30mm 以下である.
c) 結石が極めて大きいか,高度水腎症または解剖学的異常腎である.

図 3-3 サンゴ状結石の治療方針のアルゴリズム

(日本泌尿器科学会,他編.尿路結石症診療ガイドライン 2013 年版.第 2 版.金原出版;2013.p.35 より転載)

出を勧めるのが合理的であることもある．さらには 80 歳以上の患者または重篤な合併症を有する症例においては，経過観察が妥当であると判断される．基本的には PNL を中核においた破砕治療が推奨されるが，結石の容量，表面積，結石の厚みという key word を基に，選択する外科的治療法は変化してくる．

1. 比較的体積の少ない腎サンゴ状結石

腎サンゴ状結石のガイドライン[1]では厚みがなく薄い結石である場合は，ESWL や f-TUL も

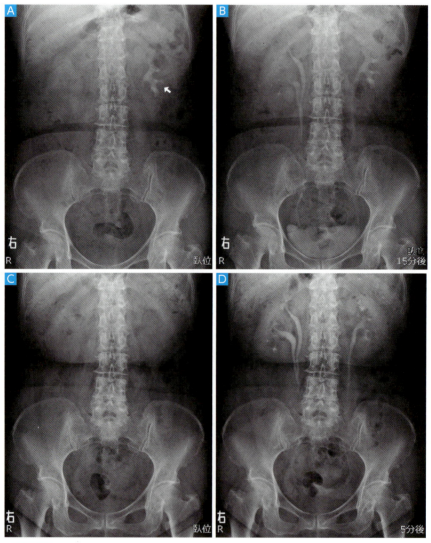

症例 10
A) 術前 KUB：厚みの少ない左腎サンゴ状結石を認める（65×35mm）（74 歳，女性）．
B) 術前 IVP：左腎機能は十分である．
C) 1 回目 f-TUL ステント留置後に CRP17.15，白血球 16300 まで上昇，軽度血圧低下した．術後 4 日目で退院（当院パスでは術後 1 日目で退院）．2 回目 f-TUL 後は発熱なし．その後 ESWL 追加後尿管ステント抜去した．治療終了後 KUB：左腎結石は stone free である．
D) 術後 IVP：左腎の造影は良好である．
結石分析：MAP 70％，シュウ酸 Ca 23％，リン酸 Ca 7％

その選択肢にあげられる．症例10に厚みのないタイプのサンゴ状結石にf-TULを施行した症例を示す．これ以上に結石体積の大きな症例に対してのf-TUL症例経験は数多くあるが，ガイドラインから逸脱する選択肢になるので，PNLの項を参照されるがよい．

2．極めて大きなサンゴ状結石

PNLを用いなければ治療は完遂しない．時に開腹術もその選択肢としてあげられる．

【文献】

1）日本泌尿器科学会，日本泌尿器内視鏡学会，日本尿路結石症学会，編，尿路結石症診療ガイドライン2013年版．第2版．東京: 金原出版; 2013.

〈荒川　孝〉

第4章 緊急処置

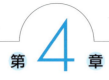

> ガイドラインの推奨グレード，エビデンスレベルの表記は下記のごとく省略する
> 2015年EAUガイドライン[1]，推奨グレード　A，エビデンスレベル　1b
> → EAU GR A, LE 1b
> 2013年尿路結石症診療ガイドライン第2版[2]，推奨グレード　B，エビデンスレベル　2
> → JUA GR B, LE 2

尿路結石において，緊急処置を行う場合は①尿路結石による疼痛，②尿路感染，③腎機能障害，である．

1 尿路結石による疼痛に対する緊急処置

尿路結石による疼痛の発生機序は，尿路の急激な閉塞により腎盂内圧が上昇し，腎被膜の伸展による背部痛，また局所では結石による粘膜損傷や尿管の攣縮によるとされている．尿路結石の疼痛では，迅速な疼痛緩和が求められる（EAU GR A, JUA GR A）．

疼痛緩和の方法はまず鎮痛薬による薬物療法が第一選択であるが，奏効しない場合には，治療法の変更が必要となる．

1. 第一選択の鎮痛薬

非ステロイド性抗炎症薬（NSAIDs: non-steroidal anti-inflammatory drugs）はオピオイドに比較して鎮痛効果が高く，疼痛時には第一選択となる．2015年EAUガイドラインでは第一選択はジクロフェナック，インドメタシン，イブプロフェンなどのNSAIDsが推奨されている（EAU GR A）．

疼痛時には腎盂内圧の上昇により局所のプロスタグランディン（PG: prostaglandin）が上昇し，このPGが尿管の攣縮を誘導する．このため，PG産生抑制薬であるNSAIDsが有効となる．

ただし，ジクロフェナックは腎機能の低下した患者ではGFRを低下させる可能性があるため，使用時に腎機能の確認が必要である．

2. 第二選択の鎮痛薬

ハイドロモルフィン，ペンタゾシン，トラマドール（本邦承認外）である（EAU GR C）．
オピオイドは NSAIDs と比較して催嘔吐性が高く本邦ではあまり使用されていない．
臭化ブチルスコポラミン（ブスコパン®）が鎮痛目的で使用されるが，本邦のガイドラインでは「あくまでも補助薬剤としての使用と認識すべき」と記載されている．
また α ブロッカーは繰り返す疼痛発作を減少させる（EAU GR A）．

3. 薬剤による疼痛緩和で除痛が困難な場合

薬剤での疼痛コントロールが難しい場合には，尿管ステント留置や，腎瘻造設術，または緊急 ESWL，緊急 TUL が行われる（各方法について後で詳述する）．

2 尿管結石による複雑性腎盂腎炎における緊急処置

尿管結石により尿路に閉塞を生じ，複雑性腎盂腎炎となることがあり，抗菌薬を用いた治療が必要となる．また単純性腎盂腎炎の治療とは異なり，尿路のドレナージを施行するかどうかの判断とドレナージ法の選択を行わなければならない．

1. 抗菌薬の投与について

複雑性腎盂腎炎の原因菌は，多くの種類が検出され，培養検査を行わないかぎり推定が困難な場合が多い．

また過去の抗菌薬投与により，多くの抗菌薬に耐性を示す細菌が分離されることも多い．グラム陰性桿菌では *E. coli* をはじめ *Klebsiella*，*Enterobacter* などの腸内細菌や *P. aeruginosa* が分離される．

グラム陽性桿菌では *Enterococcus* が多く，*Staphylococcus* も分離される．

Empiric therapy では治療開始後 3 日目を目安に効果を判定し，細菌培養結果がわかり次第，薬剤感受性試験に基づき，抗菌薬の変更を行う．治療効果が認められる場合でも，薬剤感受性検査の結果に基づき，よりスペクトラムの狭い薬剤に de-escalation することが望ましい．

2014 年の JAID/JSC 感染症治療ガイド[3] では「中等症，軽症」と「重症」に分類している．
①「中等症，軽症」は主治医判断で「外来治療可能症例」，「重症」は「入院加療は必要となる症例」を目安にする．

表 4-1 のごとく，「中等症，軽症」では経口抗菌薬を処方するが，経口開始時にのみ one time intravenous agent として CTRX，キノロン，アミノグリコシドの点滴静注も推奨される．

この経口抗菌薬の第一選択はニューキノロン系であるが，地域の *E. coli* のキノロン耐性率が 20％以上または 6 か月以内の抗菌薬投与歴があれば第 2 選択の薬剤を使用する．
②「重症」では，表 4-2 のごとく，点滴治療が原則である．症状寛解後 24 時間を目安に経口抗菌薬に切り替え，外来治療とし合計で 14 日間投与する．
③敗血症（ウロゼプシス，尿路原性敗血症）：ウロゼプシスは尿路感染症により生じた敗血症と定義され，全敗血症の 25％とされている．

その定義は感染によって発症した全身性炎症反応症候群（systemic inflammatory response

表 4-1　複雑性腎盂腎炎 軽症，中等症

選択	薬物名	商品名	用量（mg）	1日回数	日数
1	LVFX	クラビット	500	1	7～14
1	CPFX	シプロキサン	200	3	7～14
1	TFLX	オゼックス	150	2	7～14
1	STFX	グレースビット	100	2	7～14
2	CFDN	セフゾン	100	3	14
2	CFPN-PI	フロモックス	100	3	14
2	CPDX-PR	バナン	100	2	14

表 4-2　複雑性腎盂腎炎 重症

選択	薬物名	商品名	用量	1日回数
1	TAZ/PIPC	ゾシン	4.5g	2～3
1	CTRX	ロセフィン	1～2g	1～2
1	CAZ	モダシン	1～2g	3
2	AMK	アミカシン	2～400mg	1
2	PZFX	パシル	1000mg	2
2	CFPM	マキシピーム	1～2g	3
2	MEPM	メロペン	0.5g	2
2	DRPM	フィニバックス	0.5g	2～3
2	IPM/CS	チエナム	0.5～1g	2～3

表 4-3　ウロゼプシス（尿路原性敗血症）

薬物名	商品名	用量	1日回数
CAZ	モダシン	1～2g	3
MEPM	メロペン	1g	2
DRPM	フィニバックス	0.5～1g	2～3
IPM/CS	チエナム	0.5g	4
TAZ/PIPC	ゾシン	4.5g	3
PZFX	パシル	1000mg	2
CPFX	シプロキサン	300mg	2

syndrome: SIRS），すなわち infection-induced SIRS とする．SIRS の定義は以下の 4 項目のうち 2 項目以上が該当する場合とする（2012 年日本版敗血症診療ガイドライン）．

1）体温＞38℃または＜36℃
2）心拍数＞90 回/分
3）呼吸数＞20 回/分または PaCO$_2$＜32Torr
4）末梢血白血球数＞12,000mm^3 または＜4,000mm^3，あるいは未熟型顆粒球（band）＞10%
　抗菌薬の治療については表 4-3 のごとく，腎排泄型で抗菌スペクトルが広い抗菌力に優れているβラクタム系薬，キノロン系薬を選択する．
　投与期間は解熱後または合併症（膿腎症などの尿路閉塞や腎膿瘍）のコントロール後 3～5 日で

あるが，病態により長期間の投与が必要な場合がある．

　敗血症の場合，初期蘇生の循環管理（EGDT: early goal-direct therapy）は重要であり，適切な抗菌薬を1時間以内に投与することを推奨しており，1時間投与が遅れると7.6％ずつ予後が悪化するとされている．

　抗菌薬の投与のみではなく，病態に応じて，ショックに対するnoradrenalineやdopamineなどの昇圧剤，副腎不全対策，血糖管理，持続透析濾過（PMMA-CHDF），エンドトキシン吸着，DICに対する抗凝固療法・蛋白分解酵素阻害剤の投与などの併用が必要となることもある．

2. 尿路ドレナージの判断

　尿路結石による感染時には敗血症の危険があるため，尿路ドレナージが必要となる場合が多い．

　尿路の閉塞時にドレナージが有効であることは以前から報告されており，Borofskyらは，尿管結石による敗血症1712例での検討で，尿路ドレナージを施行しない場合に死亡率が2.6倍上昇すると報告した[4]．このため結石による腎盂腎炎で尿路ドレナージを施行することは原則と思われる．

　しかし症状が軽症のため保存的治療を選択したが，その後敗血症になり，尿路ドレナージが必要となる場合や，保存的治療で治癒する症例を尿管ステント留置や腎瘻造設などの侵襲的治療を行い，overtreatmentになっている可能性もある．このため保存的療法で経過観察を行うか，尿路のドレナージ施行の判断が必要になる．

　尿路のドレナージについては，主に全身状態と尿路状態の評価を行い，その必要性の有無を判断する．

　全身状態に関しては上記のごとくSIRS，敗血症の基準を用いることが多い．全身状態が不良の場合には，状態を改善するため可能な限りドレナージを施行するべきであるが，血小板減少やDIC，ショック状態などが重篤な場合には，ドレナージを施行できない場合もある．逆に全身状態が良好で，保存的治療で経過観察ができるか，その後の敗血症への進行を抑えるためにドレナージを行うかの判断が重要である．

　尿路の状態については，特殊な病態（気腫性腎盂腎炎，膿腎症，腎膿瘍など）で重篤で早急な処置を要するその他の疾患との鑑別のために，画像診断が必要である．しかし，腹部超音波検査や腹部KUB検査は描出不良や，肥満などの患者要因により情報が不十分であることが多く，単純CTが推奨される（EAU GR A, LE 1a）．CTは診断確定と重症度評価が可能である．CTにより尿管結石の大きさと位置，個数，尿路閉塞・腎盂腎炎の程度を検索する．この時に，可能であれば造影CTを，さらに造影後のKUBを撮影することで．腎実質への炎症波及や患側尿管の排池の程度などの情報が得られる．

　尿路のドレナージの必要性の判断については明確な基準はなく，いくつかの報告を述べる．

　永江らは表4-4のごとく，入院の適応と尿路ドレナージの適応について報告しており，尿路ドレナージの適応は重症sepsis（臓器機能障害・循環不全あるいは収縮期血圧90mmHg＞を合併するSIRS）あるいは画像所見で水腎症著明・尿溢流・腎腫大などを報告した[5]．

　閉塞性腎盂腎炎の敗血症に進行するリスクについては，Yamamotoらは年齢と麻痺の有無，Yoshimuraらは年齢，性別，performance status，Tamboらは血小板減少と血清アルブミン値であると報告している[6]．

　尿路の評価ではNishiguchiらは腎機能が正常の場合，造影CT後のIVP（経静脈性腎盂造影）

表4-4	入院とドレナージの適応

●入院適応（重症）

①の2個以上，または①の1個および②の1個
　①38.5℃以上の発熱，CRP 15mg/dL以上，
　　WBC 20000/μL以上または4000/μL以下
　②血圧低下（90mmHg以下または通常時より20mmHg以上低下）
　　頻脈（>110/min），食欲が健常時の30%以下
　　75歳以上，ADL不良（PS 3 or 4）
　　糖尿病合併，ステロイド投与中，前治療抵抗性

●感染尿ドレナージ適応

重症セプシスの場合あるいは画像所見で感染尿の排泄が極めて不良の場合
あるいは前治療抵抗性
⇒ CT・USで水腎著明（造影15分以内に尿管排泄なし）
腎周囲に尿溢流，腎囲大あるいは腎実質菲薄化など

(永江浩史, 他. 日本泌尿器科学会2011年卒後教育テキスト. 2011; 16: 393-9)[5]

にて腎盂が良好に造影されれば，抗菌薬で保存的に経過観察とし，腎盂の造影が不良の場合は抗菌薬に加えて尿路ドレナージを迅速に行うアルゴリズムを報告している[7]．

　ドレナージの時期については，Nishiguchiらは緊急入院からドレナージまでの日数が長いほど入院期間が延長することを示しており[7]，早期ドレナージを検討することが必要と思われる．

　以上より全身状態と尿路状態を総合的に判断し，ドレナージの有無を決定する必要がある．

3. 尿路ドレナージ法の選択

　尿管結石による上部尿路の閉塞の解除については，2つの方法がある．
（1）尿管ステント留置
（2）経皮的腎瘻造設

　2015年EAUのガイドラインでは上記の方法は同等に有効であるとされており（エビデンスレベル　1b），上部尿路の閉塞を伴う敗血症では，上記の2方法のどちらかを緊急的に行うべきであり，敗血症が治癒するまで結石治療は行うべきではないとされている（LE 1b, GR A）．この時，尿および血液の培養を行い，原因菌に対する抗菌薬の感受性を調べる必要がある（GR A）．

　ドレナージの方法について優位性を示したエビデンスはこれまで報告されていない．

　尿路ドレナージにおける尿管ステントと腎瘻の優位性については，PearleらのRandomized Control Trialでは治療時間や被曝時間，入院期間や体温やWBCの正常化までの時間も同等であった[8]．

　腎機能の低下した小児での最近のRCTでは，溶解療法やESWLで治療可能な症例は尿管ステント留置を第一選択とし，2cm以上の結石では腎瘻造設を推奨している[9]．

　私見では上記のごとく，結石のサイズによりその後の治療法も異なる．このため2cm以上の大きな結石の場合には腎瘻造設を，溶解療法やESWL，TULで治療可能であれば，尿管ステントの選択をすべきであると考える．

4. ドレナージ法

（1）尿管ステント留置

【長所と短所】

　尿管ステントの留置の長所は，切開等を行わずに施行でき，内瘻化のため外見上は変わらないこ

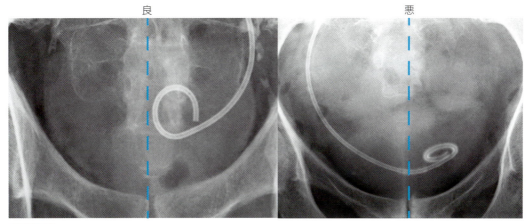

図 4-1 ステントの適正位置
遠位ループが正中線を越えない．

とである．短所は排尿痛，頻尿，残尿感，下腹部痛などの尿管ステント関連症状が起きることである．

尿管ステントの留置法は，日本泌尿器内視鏡学会尿路ステント部会による「長期留置尿路ステントの現状と展望」をもとに，当院の経験を加えて尿管ステント留置術について述べる．

尿管ステント留置の要点は，適切な位置に適切な長さの尿管ステントを，痛みを少なく留置することである．

【尿管ステントの選択】

尿管ステントの選択にあたり重要な点がある．

尿管ステント留置を行うと前述のようなステント関連症状（stent related symptom）を引き起こすことが多い．しかし，適切な位置に適切な長さの尿管ステントを留置することで大幅にステント関連症状を軽減できる．これまで尿管ステントを留置した患者の QOL を客観的に評価することはできなかったが，Joshi らが，尿管ステント症状質問票（USSQ: Ureteral Stent Symptom Questionnaire）を開発し，世界各国で使用されている[10]．Giannarini らは図 4-1 のごとく USSQ を用いて，遠位ループが正中線を越えないことが尿管ステントを留置した患者の QOL に関連していると報告している[11]．

【尿管ステントの長さ】

尿管ステントの長さの決定には，これまで性別，身長，BMI，IVP，CT などにより決められていることが多かった．Kawahara らは尿管カテーテルを用いて，尿管長を測定し，これにより尿管ステントの長さを決定することで，約 90％の症例で画像上適切な位置に尿管ステントを留置できたと報告している[12]．

この方法とは，1cm 毎の目盛のついた尿管カテーテルを用いて，尿管下端から腎盂から下腎杯の分岐部を測定し，これを尿管長とする．そしてこの尿管長と同じ長さまたはマイナス 1cm の尿管ステントを留置することで X 線上適切な位置に留置可能であった（図 4-2）．

現在我々はこれに引き続き，腎盂の形状を加えて，検討したところ尿管長マイナス 2cm またはマイナス 3cm がより有効であると考えている（結果未発表）．

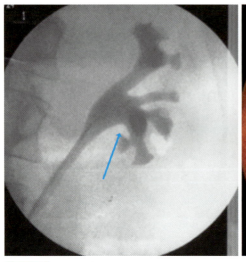 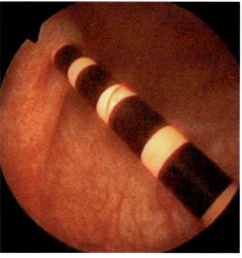

図 4-2　挿入のポイント
腎盂造影（RP）を行い，尿管カテーテル（1cm 目盛）で尿管長を測定してから挿入する．

【手技】

体位：砕石位で行う．四肢拘縮にて砕石位がとれない場合には仰臥位で行うが，軟性膀胱鏡が必要である．

麻酔：尿管ステント留置は膀胱鏡操作よりも侵襲が大きいため，十分な麻酔を行う必要がある．

これまで男性ではリドカインゼリー（キシロカインゼリー®）による尿道麻酔やボルタレン坐薬のみで行われる場合が多かったが，静脈麻酔で行うと挿入時の患者の苦痛が軽減できる．女性ではボルタレン坐薬のみで行われることが多かったと思われるが，同様に静脈麻酔は留置時の痛みを軽減する．

当院での麻酔は，手技30分前にボルタレン坐薬（50mg）を挿入し，手技直前にミダゾラム（ドルミカム®）5mg，ペンタゾシン（ペンタジン®，ソセゴン®）7.5〜15mg を静注する．手技終了後に覚醒レベルが不良の場合にはフルマゼニル（アネキセート®）で拮抗する．

【必要器具】

キシロカインゼリー，処置用硬性膀胱鏡，軟性膀胱鏡

尿管カテーテル（5Fr または 6Fr，1cm 単位の目盛があるもの），ガイドワイヤー，尿管ステント

【手術手技】

ここでは硬性膀胱鏡を用いた方法を述べる．

① 外径 22Fr の処置用硬性膀胱鏡を使用する．これは通常 6Fr 以上の尿管ステントを留置するためである．

② 膀胱内に内視鏡を挿入後，尿管口を確認し，5-6Fr の先穴尿管カテーテルにガイドワイヤーを挿入したものを使用し，尿管口から挿入する．

③ 結石下端まで尿管カテーテルを留置し，まず尿管の造影を行う．この手技は省略されることが多いが，結石通過後にガイドワイヤーや尿管カテーテルは尿路外になっていることもあるため，必ず行う必要がある．

④結石の遠位側の尿管は描出されるが，近位側は描出されない場合もある．この時，造影剤をやや強めに push すると頭側の尿管が造影されることがある．

⑤近位側が造影されている場合には，ガイドワイヤーを腎盂まですすめ，それに被せて尿管カテーテルを腎盂内に留置し，腎盂内の尿を吸引し，減圧を行う．この時に採取された尿は培養検査に提出する．

⑥近位側が造影されない場合では，まず結石の脇からガイドワイヤーをすすめていく．抵抗がない場合には透視にて腎盂にあたる部分まで挿入し，ガイドワイヤーが腎盂内で丸くなることを確認する．

⑦これに沿って尿管カテーテルをすすめ，腎盂と思われる部位で吸引を行い，造影で先端が尿路内であることを確認する．

⑧結石の脇をガイドワイヤーが通過しない場合には，下記の方法を試みる．

（ⅰ）GW の先端の形状を変える．ストレート⇔アングル

（ⅱ）GW の硬さを変える．トルネード，センサー⇔ラジフォーカス

（ⅲ）頭低位にする

（ⅳ）呼吸に合わせる（呼気，吸気）

（ⅴ）心窩部を圧迫する

⑨尿管カテーテルを用いて腎盂尿管移行部から尿管口までの距離を 1cm 単位で測定する．これを尿管長として尿管ステントの長さを尿管長マイナス 2cm またはマイナス 3cm のものを選択する．

⑩尿管ステント留置前に尿管ステントのマーキングを確認する．また付属のストリングを切断しないようにする．尿管ステントをガイドワイヤーに被せ，腎盂に挿入する．透視下で腎盂に留置されていることを確認する．また膀胱鏡下でステント下端のマーキングが尿管内に入っていることを確認する．

⑪適切な位置であることを確認した後に，付属のストリングを切断し引き抜く．ステントが深く入った場合にはストリングを用いて引き抜き，腎盂内での尿管ステントの位置を変更する．

【尿管ステントの形状】

　通常の形態は両側にコイルを形成するダブル J 型のステントであるが，その他に対応する長さに幅があるマルチレングスタイプがあり，これは両端に複数のコイルを形成し，長さを調節できるものである．しかし厚生労働省よりマルチレングスステントで結節形成のリスクがあるとの通達があり，第一選択としては用いないほうが良いと思われる．

　また遠位端がループ型の形状の尿管ステント（ポラリスループ®）は，膀胱刺激症状の軽減のために開発されたステントであり，通常のダブル J 型の尿管ステントよりも留置後の痛みが少ないと報告されている [13]．

　尿管ステント挿入困難時には全身状態を考慮して，腎瘻造設に変更が必要となる．

（2）腎瘻造設

【長所と短所】

　腎瘻造設の長所は，効果の確実性であり，カテーテルからの排出によりドレナージの効果が明瞭であることで，カテーテル閉塞などを早期に発見できる点である．また PNL を行う場合に手技が容易になる．短所は体表面にカテーテルがあることで，生活の QOL が低下する点である．

【手技】

体位：通常腎瘻造設は腹臥位で行うことが多いが，半側臥位で行う方法も報告されている[14]．

腹臥位では腹部の下に厚いクッションを置き，両側上肢を挙上させて固定する．下肢は膝が進展しすぎないように，下腿にも厚めにクッションを入れる．

半側臥位の場合，肩甲骨裏と臀部にパッドを置き，約20度程度の斜位とする．

【麻酔】

尿管ステントと同様の麻酔を行う．

【必要器具】

局所麻酔薬（1%キシロカイン），超音波装置，透視装置（C-アーム），

穿刺針（18G，20G，22G），拡張ダイレーター，ガイドワイヤー，

腎瘻カテーテル（ピッグテール型，マレコー型，腎盂バルン型），カテーテル固定用糸

【手術手技】

本術式は緊急時の腎瘻造設の方法について言及する．PNLなどの腎瘻穿刺は別書を参照して頂きたい．

①施行前に必ず，マーキングを行い，腸骨，肋骨，脊柱起立筋，腋下線を明らかにしておく．

②超音波下に水腎症を確認し，穿刺ラインを検討する（穿刺ラインの表示できる超音波装置であればラインを表示する）．水のいっぱいに入ったコップ等にエコープローベを入れ，実際の穿刺ラインと表示ラインにずれがないか確認する．

③術前のCTで他臓器との位置関係を把握する．肝臓や脾臓，胸膜，腸管などとの位置関係を把握し，安全に穿刺できる部位を確認する．

④患者が覚醒状態であれば，呼吸を止めて穿刺する．穿刺は腎杯から刺入できる位置を選択することが重要で，穿刺部位が不適切であると術後の出血を起こすことがある．

⑤超音波で穿刺針の先端が腎杯内に到達した後，穿刺針の内筒を抜き尿の流出を確認する．流出した尿は培養検査に提出する．

⑥穿刺針より造影を行い，腎盂の形態，水腎症の程度，穿刺部位の確認が必要である．ガイドワイヤーを挿入し，穿刺針の外筒を抜き，ダイレーターで拡張する．

⑦最後に腎瘻カテーテルを留置し，糸で固定を行う．糸を固定した後に必ず造影を行い確認が必要である．また刺入部の皮下の部分にマーキングを行い，腎瘻カテーテルの自然抜去を予防する．腎瘻カテーテルに目盛がある場合にはその距離を記録する．

3 腎機能障害に対する緊急処置

尿路結石における腎機能低下は，単腎における尿管結石や両側尿管結石もしくは両側腎萎縮などで起きる．

尿路結石による閉塞がある場合には，尿路ドレナージが必要である．しかし尿路ドレナージが必要である腎機能のカットオフの明確な基準はない．私見では以前の腎機能より低下がみられる場合や，eGFR 45〜60mL/min以下はドレナージが必要と考えている．

4 尿道結石陥頓

尿道内に結石が陥頓した場合には，尿閉となることがあるため，可及的に緊急処置が必要となる．男性に多く，女性では稀である．尿道に陥頓する場合には結石の大きさは解剖学的形態から5〜10mm のことが多い．KUB または CT で診断する．

治療は，以下の3つの方法がある．

①簡便にできる方法は，経尿道的にキシロカインゼリーを注入した後に，尿道カテーテルで結石を逆行性に膀胱内に押し戻す方法である．この方法はブラインド操作のため，尿道損傷などの合併症が起きる可能性があるため，注意深く行う必要がある．この時抵抗があれば無理をせず，次の方法を行う．

②膀胱鏡が使用可能であれば，膀胱鏡にて直視下に灌流液または膀胱鏡の先端で結石を膀胱内に押し戻す方法である．結石を膀胱内に押し戻した後に，尿道バルーンカテーテルを留置し，再陥頓を予防する．

③また Ho-YAG レーザーやリトクラスト等の結石破砕装置が使用できる環境であれば，経尿道的に結石破砕治療を行う．硬性や軟性膀胱鏡であればレーザーが使用でき，細径腎盂鏡ではレーザーとリトクラストの両方が使用可能である．

尿道内の結石を膀胱内に押し戻してから破砕摘出を行うほうが，手術操作が容易な場合が多いが，陥頓が強く結石を膀胱内に押し戻せない場合には，尿道内で破砕，摘出する．

5 腎杯憩室結石の陥頓

腎杯憩室内の結石が峡部に陥頓し，疼痛の原因となることがある．

症状は尿管結石と同様で，背部痛である．

診断は KUB と超音波でも診断は可能な場合があるが，CT 特に造影 CT が最も診断精度が高い．

腎杯憩室の位置にもよるが，通常は経皮的腎杯ドレナージが必要である．腎杯憩室が上腎杯で頭側方向にある場合には尿管ステントでドレナージ可能な場合もあるが困難であることが多い．

6 尿路結石に対する積極的治療

尿路結石による疼痛時や，腎機能低下時，感染時は対症療法を行うことが多い．特に感染時は敗血症のリスクがあるため，ドレナージなどを行うことが多いが，疼痛時や腎機能低下時に緊急処置として ESWL や TUL を行う報告がある．即時的 ESWL（発症から24〜48時間以内）の治療成績と合併症は待機的 ESWL と同等であるとの報告があり[15]，感染を伴わない尿管結石に対する緊急 TUL[16] や腎機能低下に対する緊急 TUL[17] が報告されている．

適応は限られるが，治療の一つのオプションとして知っておく必要がある．

【文献】

1) Türk C, Knoll T, Petrik A, et al. Guideline of Urolithiasis. European Association of Urology; 2015.

2) 日本泌尿器科学会，日本泌尿器内視鏡学会，日本尿路結石症学会，編. 尿路結石症診療ガイドライン 2013 年版. 東京: 金原出版; 2013.

3) 日本感染症学会，日本化学療法学会，編. JAID/JSC 感染症治療ガイド 2014. 東京: ライフサイエンス出版; 2014.

4) Borofsky MS, Walter D, Shah O, et al. Surgical decompression is associated with decreased mortality in patients with sepsis and ureteral calculi. J Urol. 2013; 189: 946-51.

5) 永江浩史，他. 尿路結石に伴う急性閉塞性腎盂腎炎. 日本泌尿器科学会 2011 年卒後教育テキスト. 2011; 16: 393-9.

6) Tambo M, Okegawa T, Shishido T, et al. Predictors of septic shock in obstructive acute pyelonephritis. World J Urol. 2014; 32; 803-11.

7) Nishiguchi S, Branch J, Suganami Y, et al. Effectiveness of early ureteric stenting for urosepsis associated with urinary tract calculi. Intern Med. 2014; 53: 2205-10.

8) Pearle MS, Pierce HL, Miller GL, et al. Optimal method of urgent decompression of the collection system for obstruction and infection due to ureteral calculi. J Urol. 1998; 160; 1260-64.

9) ElSheemy MS, Shouman AM, Shoukry AI, et al. Ureteric stents vs percutaneous nephrostomy for initial urinary drainage in children with obstructive anuria and acute renal failure due to ureteric calculi: a prospective, randomised study. BJU Int. 2015; 115: 473-9.

10) Joshi HB, Okeke A, Newns N, et al. Characterization of urinary symptoms in patients with ureteral stents. Urology. 2002; 59: 511-9.

11) Giannarini G, Keeley FX Jr, Valent F, et al. Predictors of morbidity in patients with indwelling ureteric stents: results of a prospective study using the validated Ureteric Stent Symptoms Questionnaire. BJU Int. 2011; 107: 648-54.

12) Kawahara T, Ito H, Terao H, et al. Choosing an appropriate length of loop type ureteral stent using direct ureteral length measurement. Urol Int. 2012; 88 (1): 48-53.

13) Kawahara T, Ito H, Terao H, et al. Changing to a loop-type ureteral stent decreases patients' stent-related symptoms. Urol Res. 2012; 40: 763-7.

14) 高沢亮治，北山沙知，辻井俊彦. 半側臥位での腎瘻造設術. 臨泌. 2014; 68; 369.

15) Picozzi SC, Ricci C, Gaeta M, et al. Urgent shock wave lithotripsy as first-line treatment for ureteral stones: a meta-analysis of 570 patients. Urol Res. 2012; 40 (6): 725-31.

16) Sarica K, Tanriverdi O, Aydin M, et al. Emergency ureteroscopic removal of ureteral calculi after first colic attack: is there any advantage? Urology. 2011, 78: 516-20.

17) Yang S, Qian H, Song C, et al. Emergency ureteroscopic treatment for upper urinary tract calculi obstruction associated with acute renal faiture: feasible of not? J Endourol. 2010. 24: 1721-4.

〈松崎純一〉

尿路結石ハンドブック　Handbook of Urolithiasis

第5章

保存的治療

5-1 　疼痛コントロール

　尿路結石は血尿を伴う疼痛を主症状とし，特に尿管結石で痛みが激しい．このため，救急搬送される場合も多く，その対応には注意を要する．また，急性腹症において，尿管結石は鑑別を要する重要な原因疾患とされている．しかし，結石関連腎盂腎炎のような尿路感染症の合併がなければ，生命に関わる事態に陥ることはない．したがって，2002年（初版）[1] および2013年（第2版）[2] に刊行された尿路結石症診療ガイドラインあるいはEAU（European Association Urology）Guideline[3] による尿路結石の疼痛管理では，その対応は迅速に行い，標準治療として非ステロイド性抗炎症薬（non-steroidal anti-inflammatory drugs: NSAIDs）の使用が推奨されている[1-3]．

　本稿では，最初に尿路結石による疼痛発生のメカニズムを解説する．腎疝痛の発生メカニズムを知ることは対応を適切に行い，かつその有害事象（adverse event: AE）を理解することに役に立つからである．そして，発生メカニズムにおける段階の一つひとつに対する対応を解説し疼痛対策とする．また，疼痛対策におけるピットフォールに言及し，結石治療に関連して発症した腸腰筋膿瘍症例の報告を加える．

---

1 疼痛のメカニズム

　疼痛発生に関するメカニズムの概略を図5-1に示す．すなわち，尿管結石が尿管に嵌頓すると，急激な腎盂内圧の上昇が引き起こされ腎実質が腫大する．そして，腎を被う腎被膜が伸展され被膜に痛み刺激が生じる[4, 5]．このとき，プロスタグランディンも局所的に産生され，尿管の攣縮を引き起こす．これが尿管結石の嵌頓を悪化させ，さらに腎盂内圧を上昇させるという悪循環を引き起こしている（図5-1の左逆矢印）．また，プロスタグランディンは腎動脈レベルの細動脈に対して血管拡張を起こし，腎動脈への血液流量の増加により尿量が増す．尿量が増えると，さらに腎盂内圧が上昇し痛みを増悪させる（図5-1の右逆矢印）．これ以外にも，腎被膜に分布する痛みを伝達するC線維の受容体のひとつにプロスタグランディン受容体であるδ受容体が存在し，プロスタ

JCOPY 498-06426

59

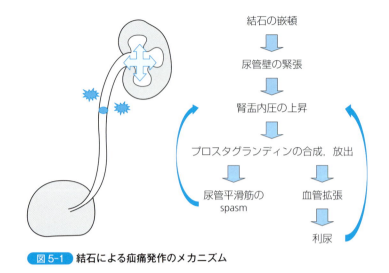

図 5-1 結石による疝痛発作のメカニズム

グランディンは C 線維 δ 受容体を刺激し痛みが感じられる．このように結石の嵌頓を契機としたカスケードは，痛みに対してプロスタグランディンの作用が重要な役割を果たしている．
　以上，まとめると，結石による痛みは
　1．プロスタグランディンの作用
　2．尿管攣縮
により
　3．腎盂内圧の急激な上昇
が生じて発症する[4,5]．これらに関して，その対応策を述べる．

1. プロスタグランディンに対する疼痛コントロール

　前述のように，局所におけるプロスタグランディンの合成が亢進すると，①尿管収縮，②腎血流量増加による尿量増加，③ C 線維のプロスタグランディン受容体作用による求心性疼痛刺激というプロセスを持ち，腎疝痛を引き起こす．結石による疝痛発作はプロスタグランディン合成により悪化されるため，プロスタグランディン合成阻害が疼痛緩和に有効となる．このため，抗プロスタグランディン薬である非ステロイド性抗炎症薬（NSAIDs）が，結石による疼痛に対するキードラッグとなり，NSAIDs が各ガイドライン[1-3]で推奨されている理由である．
　厚生労働省の班研究によると，NSAIDs の代表的な薬剤であるジクロフェナク（ボルタレン®）坐薬 50mg では，腎疝痛に対する有効率が 90％を超え，25mg でも 80％を超えると報告されており（unpublished data），腎疝痛時の NSAIDs 投与は有効である．本邦および EAU のガイドラインにおいても，腎疝痛には NSAIDs 薬，特にジクロフェナク（ボルタレン®）の使用が標準的治療として推奨されている[1-3]（表 5-1）．
　ただし，NSAIDs の使用に注意を要する場合がある．すなわち，腎機能障害を有する患者，妊婦，アスピリン喘息を有する患者には使用禁忌である．NSAIDs を使用すると，前述のように腎動脈のような細動脈では抗プラスタグランディン作用により腎動脈は攣縮し腎血流が低下する．このため，基礎疾患として腎機能障害がある場合，薬剤性腎不全に陥ることがあるので注意を要する．また，妊婦では臍動脈の血管攣縮による胎児死亡を引き起こす可能性もあり，妊娠全期間を通じて

表 5-1 疼痛管理

推奨	推奨グレード
1: 腎疝痛時，疼痛緩和がただちに行わなければならない	A
2: NSAIDs が第一選択薬（ジクロフェナク，インドメタシン，イブプロフェン）	A
3: 第2選択薬: モルヒネ，ペンタゾシン，トラモダール	C

(Türk C, et al. Guideline of Urolithiasis. European Association of Urology; 2015[3] より改変)

NSAIDs の使用が禁忌となっている[2]．さらに，アスピリン喘息の既往がある場合，NSAIDs の使用により喘息を誘発するといわれており[1,2]，注意を要する（表 5-1）．

　以上のように，薬物による疼痛管理は NSAIDs が中心となるものの注意が必要である．このほか，ペンタゾシンなどの麻薬性鎮痛薬を使用する場合もあるが，嘔気や嘔吐などの消化器症状，あるいは習慣性などの問題で使用し難く，第一選択とはならない（推奨グレード C）[2,3]．

2. 尿管攣縮に対する疼痛コントロール

　通常，外来では尿管結石治療として，薬物による排石促進を行うことが多い．その基本的な考え方は，攣縮している尿管に対して薬物による尿管弛緩を行うことである．尿管が弛緩することにより，尿管内径が大きくなり結石が通過しやすくなる．また，尿管内径の拡大は尿のうっ滞を改善させ，腎盂内圧の低下にも寄与する．このような尿管収縮あるいは弛緩に対する生理学的研究から近年，多くのことが解明されてきた[6]．すなわち，尿管の蠕動運動や平滑筋収縮にはいくつもの機序があり，なかでも細胞質内におけるカルシウムイオン濃度の上昇による尿管平滑筋の収縮が主要な機序と考えられている．また，尿管はアドレナリン作動性およびコリン作動性だけではなく，NANC（non-adrenergic non-cholinergic）と言われる非アドレナリン非コリン性要素を含む求心路と遠心路による神経支配も受けている[6]．さらに，ヒトでは上部尿管よりも下部尿管で，より多くの神経分布が認められている[7]．このように尿管には多くの要素が絡むため，尿管の収縮および弛緩に関する理解を深めることは非常に重要である．表 5-2 に尿管の収縮あるいは弛緩に関与する神経受容体あるいは薬理作用を有する物質を示す．この表によれば，収縮には交感神経の α1 受容体，副交感神経伝達物質であるアセチルコリンのムスカリン受容体などが関与し，弛緩には交感神経の β 受容体や NO が関与する[6]．

　尿管結石の疼痛発作時，尿管の攣縮を抑制する鎮痙薬として非選択的抗コリン薬である臭化ブチルスコポラミン（ブスコパン®）が，以前より使用されてきた．同様の目的で抗コリン薬のチメピジウム（セスデン®），COMT 阻害薬であるフロプロピオン（コスパノン®）も使われている[8]．このように尿管結石に対する薬剤として，本邦では抗コリン薬が保険収載されている．

　一方，欧米では前立腺肥大症の排尿障害に使用されているタムスロシン（ハルナール®）を代表とする α1 ブロッカー，あるいはニフェジピン（アダラート®）のようなカルシウムチャンネル阻害薬がガイドラインで推奨されている[3,4]．前述に記したように交感神経の α 受容体は尿管収縮に働くため，これを阻害する α ブロッカーは尿管拡張を起こす．また，カルシウムチャンネル阻害薬は細胞内のカルシウム流入を抑制することで筋細胞収縮を抑え尿管が弛緩する．これらの薬剤による尿管弛緩作用により，膀胱に近い下部尿管結石の排石率 80％を超え良好な結果を得ている[9,10]．さらに，疼痛による追加疼痛薬の使用が著しく軽減されているという副次的な効果も認められている[9]．

表 5-2　尿管の神経受容体と神経伝達物質

収縮	弛緩
α1 アドレナリン作動性受容体	β受容体（β2，β3）
ムスカリン受容体	一酸化窒素（NO）
ヒスタミン H_1 受容体	ヒスタミン H_2 受容体
プロスタグランディン-F2α	プロスタグランディン E1，E2
セロトニン	カルシトニン遺伝子関連ペプチド
サブスタンス P	アデノシン
ニューロキニン A	フォスフォディエステラーゼ
ニューロペプタイド Y	VIP
Rho-キナーゼ経路	

　本邦では上記の薬剤以外にもウラジロガシエキス（ウロカルン®）やロワチン®が使用されている．ウラジロガシエキスは尿管収縮抑制および結石増大抑制に働き，ロワチンは抗炎症作用により排石促進すると考えられている[8]が，両剤とも疼痛に対する効果は不明である．

　今後，用いられる可能性のある薬剤として，平滑筋弛緩作用のあるβ受容体関連のβ3アドレナリン受容体作動薬や NO 関連の PDE5 阻害薬が考えられる．β3アドレナリン受容体作動薬であるミラベグロン（ベタニス®）は過活動膀胱の治療薬として，PDE5 阻害薬タダラフィル（ザルティア®）は erectile dysfunction（ED）治療薬あるいは前立腺肥大症の排尿障害改善薬として使用されている．両剤とも尿管平滑筋弛緩作用による排石あるいは疼痛緩和治療に用いられる可能性があるが，今後の臨床研究に期待したい[6]．

3. 腎盂内圧上昇に対する疼痛コントロール

　薬物療法の効果が少ない場合，物理的に腎盂内圧を下げる方法が考慮される[1-3]．頻回に疼痛発作を起こす症例，結石関連腎盂腎炎のような尿路感染の併発例，あるいは腎杯と腎盂を結ぶ峡部が狭く結石が同部位に嵌頓した症例では腎盂あるいは腎杯の急激な上昇を起こし激しい痛みを感じ

P I T f A L L

疼痛コントロールのピットフォール

尿路結石の疼痛に対する対応は，表 5-1 に記されたように各ガイドラインに記載されている．しかし，あくまでも尿路結石に対するものであり，他疾患による疼痛の対応ではない．

すなわち，「腹痛が尿路結石による」という診断が重要となる．外来でしばしば遭遇するケースとして，腹痛＋尿潜血陽性＝尿路結石という思考で，泌尿器科の受診を勧められることがある．しかし，急性虫垂炎や結腸憩室炎による腹痛に尿潜血陽性が重なる場合も少なくない．このような場合，診察室に入ってくる際の歩行を観察することが大切である．すなわち，腹膜刺激症状のため，身体に振動を与えないような歩き方をしていることがある．また，腹部診察により筋性防御や Blumberg 徴候を見つけることで腹膜炎であることがわかる．あるいは腹部大動脈解離のような重篤な疾患が隠れていることもある．そのような場合，NSAIDs 投与のみで帰宅させると重篤な結果を招く．したがって，尿潜血の伴った腹痛であっても，短絡的に尿路結石と考えず，緊急性を要する疾患の鑑別をすることが重要である．すなわち，KUB および腹部エコーで尿路結石の診断が確実になされない場合，CT スキャンにより尿路結石の存在を確認し疼痛コントロールを行うことが望ましい．実際，他科より尿路結石というコンサルトを受け，問診および精査により，急性虫垂炎，結腸憩室炎，卵巣茎捻転あるいは腹部大動脈解離の診断に至る症例をしばしば経験している．

る．特に，感染を伴う結石関連尿路感染症では，敗血症ならびに敗血症性ショックに陥ることも稀ではないため，迅速な対応が必要である．このような場合，NSAIDs のみの対応では十分でないことが多い．敗血症が生じている時には腎盂内圧を下げるとともに，尿路内に溜まった膿尿を体外に排出する物理的方法を考慮する．すなわち，経尿道的尿管ステントカテーテル留置，あるいは経皮的腎瘻造設（PCN: percutaneous nephrostomy）を行う．これらの処置により腎盂内圧の軽減および排膿がなされた場合，背部痛など痛みは改善する．同時に感染症の治療として，感受性のある抗生物質の適正使用を行う．これらの処置により劇的に疼痛緩和を図ることが可能となる．また，NSAIDs の使用ができない妊婦が疼痛発作を繰り返すような場合，経尿道的尿管ステントカテーテル留置は良い適応のひとつであろう．

経尿道的尿管留置カテーテルあるいは PCN の手技，合併症や問題点は他の稿に記載されており，本稿での言及を避ける．

結石疼痛コントロール中に難渋した症例

体外衝撃波治療後に発症した腸腰筋膿瘍
症例：65 歳，男性
既往：8 年前に尿管結石の既往あり
現病歴：1 週間前に左側腹部痛を自覚し，近医受診．左尿管（U1）結石の嵌頓による疼痛発作と診断され，近医入院加療となった．入院 3 日後，再発作出現し疼痛のコントロールできず，血清クレアチニンも 1.48mg/dL と軽度の腎機能障害を認めたため，当結石センターへ紹介となった．左 U1，L2 レベルの高さに 6mm 大の尿管結石を認め（図 5-2），この結石による疼痛と思われた．当科初診翌日，体外衝撃波による砕石治療（SWL）を行った．SWL 施行 2 日後，持続する左背部痛および左下肢の動きがおかしいということで再来受診した．理学的所見で左股関節の動きに制限があるように思われ，腸腰筋膿瘍を疑い CT を施行した（図 5-3）．左腸腰筋に low density area を認め，SWL 後の尿管溢流による腸腰筋膿瘍の診断となった．直ちに左逆行性尿路造影（RP）を施行したが，尿管断裂あるいは尿管溢流を認めなかった．RP 後，左尿管内に JJ 尿管ステントカテーテルを留置した．留置後，左背部痛および左下肢の異常は改善し，血清クレアチニンも 0.90mg/dL まで改善した．3 週後の CT（図 5-4）では，JJ 尿管ステントカテーテルによる保存

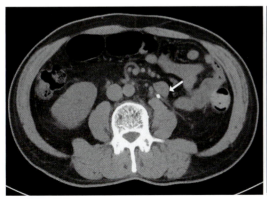 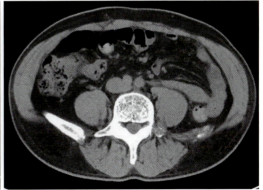

図 5-2 初診時
矢印：左尿管結石

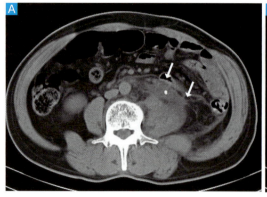 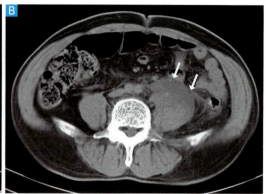

図 5-3 SWL2 日後，腸腰筋膿瘍発症時
A）矢印：尿溢流および腸腰筋腫大
B）矢印：腸腰筋膿瘍

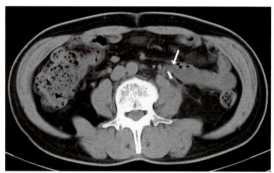 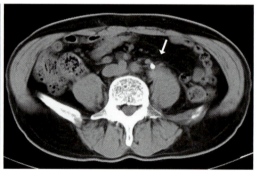

図 5-4 腸腰筋膿瘍治療後，JJ 尿管ステント留置 3 週後
矢印：左尿管 JJ ステントカテーテル

的治療で腸腰筋膿瘍は消失した．なお，結石成分はシュウ酸カルシウム 73%，リン酸カルシウム 27％のカルシウム混合結石であった．

　腸腰筋膿瘍治療 1 か月後，左 JJ 尿管カテーテルを抜去，その後，膿瘍の再発を認めていない．
考案：腸腰筋膿瘍は稀な疾患であり，その原因として，他の感染部位から血行性あるいはリンパ行性播種による原発性と近接臓器などから直接伝播する続発性が挙げられる．そして，続発性腸腰筋膿瘍では致死率が 18.9％と高く，さらに未治療の場合，その致死率は 100％に及ぶと言われている．このため，発症からできるだけ早期に診断し適切な治療を行うことが重要である[11]．

　通常，発熱，背部痛および跛行が腸腰筋膿瘍の 3 主徴であるが，典型的な症状を呈するものはわずか 3 割程度であり，非特異的な症状である場合が多い．その診断には，CT あるいは MRI (magnetic resonance imaging) が "golden standard" と言われている[11]．

　本症例は SWL 施行 2 日後に左下肢の動きに異常を感じ，持続する左背部痛を訴えた．股関節が進展できないことや股関節の可動異常は通常，尿路結石の症状として認められず腸腰筋膿瘍を疑った．そして，CT を施行し診断に至り，左 JJ 尿管ステントカテーテル留置および抗生物質の投与による保存的治療にて改善を認めた．

　問診および理学的所見を十分，行うことが重要であることを痛感した．

おわりに

　尿路結石症，特に尿管結石では発症時の疼痛コントロールが重要である．疼痛のメカニズムを理解し，その対応を行うことが望ましい．しかし，ピットフォールおよび症例提示でも記載したように，患者の診察，すなわち問診および理学的所見を十分，取ることが重要であることを強調したい．

【文献】

1) 日本泌尿器科学会，日本 Endourology・ESWL 学会，日本尿路結石症学会，編．尿路結石症診療ガイドライン．東京：金原出版；2002.

2) 日本泌尿器科学会，日本泌尿器内視鏡学会，日本尿路結石症学会，編．尿路結石症診療ガイドライン 2013 年版．第 2 版．東京；金原出版；2013.

3) Türk C, Knoll T, Petrik A, et al. Guideline of Urolithiasis. European Association of Urology; 2015.

4) Felsen D, Loo MH, Vaughan ED. Effect of ureteral obstruction on renal hydrodynamics. Semin Urol. 1987; 5: 160-6.

5) Holdgate A, Pollock T. Systematic review of the relative efficacy of non-steroidal anti-inflammatory drugs and opioids in the treatment of acute renal colic. BMJ. 2004; 328: 1401-4.

6) Canda AE, Turna B, Cinar GM, et al. Physilogy and pharmacology of the human ureter: Basis for current and future treatments. Urol Int. 2007; 78: 289-98.

7) Edyvane KA, Trussell DC, Jonavicius J, et al. Presence and regional variations in peptide-containing nerves in the human ureter. J Auton Nerv Syst. 1992; 39: 127-38.

8) 諸角誠人．XⅢ章　尿路結石症．4．保存的治療．In: 吉田　修，監修．ベッドサイド泌尿器科学　改訂第 4 版．東京：南江堂；2013. p.865-7.

9) Dellabella M, Milanese G, Muzzonigro G. Randomized trial of the efficacy of tamsulosin, nifedipine and phlorogulucinol in medical expulsive therapy for distal ureteral calculi. J Urol. 2005; 174: 167-72.

10) Seitz C, Liatsikos E, Porpigilia F, et al. Medical therapy to facilitate the passage of stones: What is the evidence? Eur Urol. 2009; 56: 455-71.

11) Takada T, Terada K, Kajiwara H, et al. Limitations of using imaging diagnosis, for psoas abscee in its early stage. Inten Med. 2015; 54: 2589-93.

〈諸角誠人　矢野晶大〉

5-2　生活指導（排石促進）と薬物療法（排石促進と溶解療法）

　尿路結石症診療ガイドライン第2版では，上部尿路結石の中で保存的治療により自然排石が可能と考えられるものは自然排石を期待することが第1選択になりうるとされている．自然排石を期待するということは何もせずに結石が排石されるのを待つのではなく，排石を促進するために患者に指導を行い，必要であれば薬物療法を併用し，結石が排石させるために積極的に努力するということである．また，自然排石がない場合は，通常は1か月を目処に外科的治療介入を行うべきであるが，その時点で通過障害がなく，患者が経過観察を希望し，主治医が保存的加療可能と判断した場合などはさらに期間を延長し，自然排石を期待することも可能である．

　また，自然排石を待つ過程において，疼痛発作が起こると患者のQOLの低下から早期に外科的治療が導入されるため，疼痛対策も重要である．また，尿路感染症の存在も経過観察中に閉塞性腎盂腎炎を発症するリスクとなるため，尿路感染に対する積極的治療が必要がある．

　保存的加療の適応となるためには，以下の因子を考慮する必要がある．

1．結石因子

（1）結石の位置・大きさ

　腎実質内結石や腎杯憩室内結石などはもともと排石される可能性が低いため，感染や疼痛がない限りは治療対象にならないことが多い．腎杯結石や腎盂結石で自然排石が可能な大きさの結石は移動しないことも多く，飲水療法や運動療法で排石を促進するのがよい．一方，尿管結石の場合，排石可能な大きさであれば，下部尿管の方が排石されやすい傾向にあり[1]，薬物療法を含めた積極的な結石排石促進療法（medical expulsive therapy: MET）が推奨される．過去の報告では全部位において5mm未満の結石の自然排石率は68%，5〜10mmの結石の自然排石率は47%とされており，AUA，EUA共に10mm以下の尿管結石で，早急な結石除去の必要のない症例で，患者が同意するような場合にMETが推奨されている[2]．

（2）結石の成分

　上部尿路結石の大部分を占めるカルシウム含有結石には有効な溶解療法は存在しないため，METの対象となるが，過去の結石分析結果や画像診断から，尿酸結石やシスチン結石が疑われる場合にはMETだけでなく，後述の薬剤による溶解療法が選択肢になる．

2．尿路因子

（1）腎機能

　腎機能の廃絶した腎臓の場合，尿管のぜん動運動も期待できず，自然排石の可能性は低い．結石を除去するための外科的加療の対象にもならず，感染を伴う場合などは腎摘除術の対象となる．

（2）通過障害

　尿管結石が通過障害の原因となり，高度水腎症を呈しているような症例では，尿管のぜん動運動は低下しており，自然排石を妨げる要因となる．また，結石が尿管粘膜に癒着し，いわゆるinpacted stoneを呈している場合には自然排石は期待できない．軽度の水腎症の場合には保存的加療を試してもよいが，1か月以内に結石の移動が確認できない場合には積極的治療に切り替える方が良い．

(3) 尿路の器質的因子

結石より遠位の尿管で狭窄がある場合には自然排石は望めない．KUB や CT のみでの診断では水腎症を呈さないような尿管狭窄の存在の判別は難しいため，排泄性尿路造影（IVU）などによる尿管の評価が必要である．尿管狭窄の評価は ESWL や TUL の際にも非常に有用なため，できる限り施行すべきである．

(4) 尿路感染症

尿路感染症を併発している症例では，保存的加療中に閉塞性腎盂腎炎を発症するリスクとなるため，適切な抗菌薬治療を併用する必要があり，通過障害がある場合にはドレナージを優先させる必要がある．

3. 患者因子

(1) 患者の希望

本来は病態から治療方針を決定すべきであるが，良性疾患である尿路結石症の場合は，患者の希望により治療方法を変更せざるを得ないことがある．特に壮年期の男性の場合，入院が必要な外科的加療の適応がある結石に対して，しばらくの間，自然排石を期待し，MET を行うこともある．しかし，患者希望だけで長期にわたる MET を行うべきではない．

(2) 職業

運転士やパイロットなどは就労中の疝痛発作が事故に繋がる可能性があり，また，警察官や消防隊員なども疝痛発作の起こる可能性のある状態での勤務は推奨されていないため，保存的治療には向かない．

(3) 患者状態

高齢者や妊婦などで，外科的治療が患者の状態に影響を及ぼす場合は消極的に保存的治療の適応となる．しかし，外科的治療の適切なタイミングを逃してはならない．

1 生活指導

1. 飲水指導

飲水指導は治療後の再発予防にも重要であり，初期治療段階からの教育が必要である．通常，排石促進のためにも水分摂取を励行し，尿量を増やすように指導することが多いが，排石効果についてのエビデンスレベルの高い報告はない．しかし，1 日尿量が 1000mL 以下の場合，結石形成のリスクが増加し，2000mL 以上で低下すると報告されている[3]．欧米での推奨される 1 日尿量は 2500〜3000mL とされ[4]，日本の尿路結石症診療ガイドライン第 2 版でも 1 日尿量が 2000mL になるように飲水することが推奨されている．

摂取する水分の種類について，推奨される飲料はないが，通常は水やお茶が推奨される．ただし，お茶の中には玉露など，シュウ酸含有量の多い物も存在するが，水分補給として通常飲まれる麦茶やほうじ茶にはシュウ酸は多くは含まれない．清涼飲料水は糖分を多く含み，過剰摂取は尿中カルシウム排泄を増加させる．コーヒーは尿中尿酸排泄を増加させ，アルコールには利尿作用はあるものの，その後の脱水を引き起こし，尿の濃縮化を招く．よって，清涼飲料水，コーヒーやアルコールでの水分補給は排石促進のための飲水指導としてだけでなく，結石再発抑制の点からも推奨され

ない.

患者指導の際には飲水量の設定よりも，1日尿量の設定を行うべきであるが，実際に自分の1日尿量を把握できている患者は少ないため，排尿日誌などを用いて，その患者の1日尿量の把握なども積極的に行っていくべきである.

2. 運動指導

適度な運動は結石自然排石を促進すると考えられている．特に縄跳びなどの振動を与えると自然排石を促進すると言われているが，エビデンスは少ない．しかし，寝たきり患者の結石の自然排石が少ないことを考えると，適度な運動は自然排石を促進する可能性は高いと思われる.

3. 疼痛対策

結石の自然排石を期待して経過観察する場合，排石までの期間を疼痛なく経過するためには，疼痛コントロールは非常に重要な問題である．詳しくは，前項「疼痛コントロール」を参照のこと.

4. その他

小さな結石の場合，排尿時に気づかないうちに自然排石されることもあるため，排尿後に便器を確認させるように指導する．特に女性は排尿後に便器内を確認しないことが多く，注意喚起する必要がある．そして，結石成分分析は今後の再発予防に重要なために，排石を確認した場合にはできる限りその結石を回収し，次回の受診時に持参してもらうように指導する必要がある.

2 薬物による結石排石促進療法（MET）

無症候性で閉塞のない小さな腎結石の自然経過は不明であり，その取り扱いについても一定のコンセンサスはない．しかし，一般的には経過観察されることが多く，MET の対象にはならない.

4mm 以下の尿管結石は95%が40日以内に自然排石されると報告されており，通過障害や感染のない無症候性の 4mm 未満の結石には経過観察が妥当である．一方，5〜10mm の結石の自然排石率は 47% とされている[2]．小さい結石ほど自然排石される傾向はあるが，大きさと排石率についての明確なエビデンスは乏しく，かなり個人差が大きいと考えられる．AUA，EUA 共に 10mm 以下の尿管結石で，早急な結石除去の必要のない（感染，通過障害，疼痛などがない）症例で，インフォームドコンセントが得られた場合に MET が推奨されている.

MET に使用する薬剤として，α1遮断薬としてタムスロシン（ハルナール®など）が，カルシウム拮抗薬としてニフェジピン（アダラート®など）が比較的エビデンスが豊富である．副作用の

SideMemo

尿路結石症患者とのやり取りの中で飲水指導を行うと，「ビールだったらいくらでも飲めます．ビールを飲みまくって，石を出します．友人も結石になったときに医師からビールを奨められたと言っています」と言われて困る局面が多い．実際に宮澤らの研究では 1L のビール飲酒により，有意に尿量は増加し，尿浸透圧が低下した[5]．そして，翌朝の尿浸透圧が軽度上昇する傾向が見られた．実際に患者にアルコール摂取が脱水を引き起こし，翌朝に濃縮尿となることを説明しても，なかなかわかってもらえないことが多い．患者指導の際に，何かを制限するような指導は短期には効果があっても，長期での継続率は低くなる．どうせ，ビールを飲みだしたら，いつも通り飲んでしまう可能性が高いので，就寝前に二日酔い予防にスポーツドリンクを 1 本飲んでもらう方が良い．「飲んだら乗るな」は当たり前だが，「飲んだらもう 1 本飲め」で記憶にとどめてもらうのが良いかもしれない.

観点から見ると，降圧作用の少なく，普段から排尿障害薬として使い慣れているα1遮断薬はカルシウム拮抗薬よりも使用しやすいが，尿路結石の排石促進には保険適応外使用となるために患者への十分なインフォームドコンセントが必要となる．1か月程度を目処に自然排石がない場合は，外科的治療の必要性を再考する必要があり，漫然と継続するべきではない．

平成26年度厚生労働省社会医療診療行為別調査によると，わが国における尿路結石症関連手術費用は約170億円と平成23年に比べで約20億円増加している．ESWLは横ばいではあるが，依然として多く94億円を計上しており，TULの費用が平成23年の23億円から54億円と2倍以上増加している．このように尿路結石症関連手術費用が増大する現状を考えると，METは医療経済の観点からも非常に重要と考えられる．

1. α1遮断薬

α1遮断薬は平滑筋を弛緩させる．膀胱や尿道にはα1受容体が広く分布しているために，α1遮断薬は下部尿路通過障害による閉塞症状や刺激症状を緩和することで知られている．α1受容体は尿管にも分布しているため，α1遮断薬は尿管の緊張を緩和させ，尿管結石の排石促進として働くと考えられ，2000年代に多くの小規模RCTが施行された．この中で，最も多くのエビデンスがあるのがタムスロシン（0.4mg）であり，メタアナリシスでもタムスロシン内服群において，10mm以下の結石の自然排石率が有意に高く（RR: 1.54，54% vs 83%），排石までの時間も有意に短縮された（9.5日 vs 6.1日）[6, 7]．また，タムスロシンはカルシウム拮抗薬であるニフェジピンとの比較試験においても，同等かそれ以上の有効性が示されている[8]．ただし，これらの報告ではタムスロシンは日本国内で一般使用される用量の倍量であり，さらに結石排石促進には保険適応がないことに注意が必要である．また，尿管にはα1a受容体とα1d受容体が多く分布することが知られており，タムスロシンに比べ，α1a受容体選択性の高いシロドシン（ユリーフ®）も排石促進に有効であると日本でのRCTの結果が報告がされているが[9]．タムスロシン同様，結石排石促進には保険適応がない．その他のα1遮断薬ではドキサゾシン（カルデナリン®），テラゾシン（バソメット®），ナフトピジル（フリバス®）でもMETの有用性の報告があるが，少数の報告に限られる．

最近になり，タムスロシンやシロドシンのMETの有用性を確認する大規模なプラセボ対照のRCTの結果が報告されている．403人の10mm以下の遠位尿管結石患者を対象としたオーストラリアの研究ではタムスロシン投与群でプラセボ群に対し，排石率（83% vs 82%，p=0.22），排石までの時間（中央値：7日 vs 11日，p=0.10），鎮痛効果に有意差がなく，サブ解析で5～10mmの結石に対してのみ，排石率の改善（81% vs 61%，p=0.03）が見られた[10]．

239人の4～10mm以下の片側尿管結石患者を対象としたアメリカの研究ではシロドシンでは尿管結石全体での排石促進効果は確認され

SideMemo

男性は排尿時に無意識に尿の色調を必ず確認しているが，女性は自分の尿の色調を知らない人が多いので，濃縮尿を血尿と勘違いして泌尿器科外来を受診する人が多い．中には検尿コップの自分の尿を見て，初めて尿の色を知る人もいる．

肉眼的血尿で泌尿器科外来を受診した上品な初老の女性に，いつから血尿が出ているか確認したら，昨日，デパートのトイレで偶然気づいたとのこと．諸検査の結果，進行性の膀胱癌と診断されたが，これ以前にも血尿が出ていた可能性が高い．よくよく聞いていると，自宅のトイレはワインレッド色の便器なので全く気がつかなかったらしい．やはり便器の色は白か薄い色に限る．

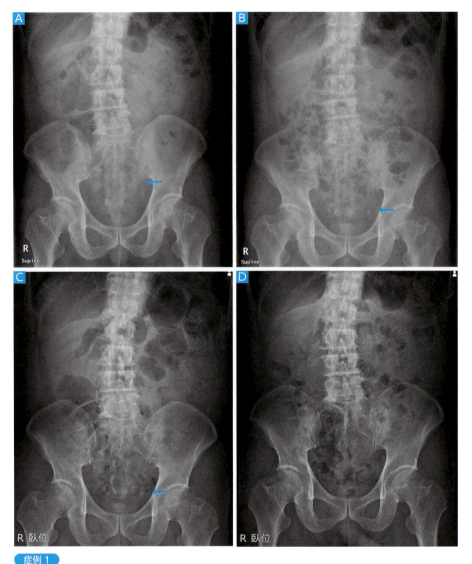

> 症例1
>
> 48歳，男性，左尿管結石（U2）に対して，タムスロシン 0.2mg を用いて MET を施行（A），2週後に U3 まで降下を認めた（B）．4週後には変化を認めなかったが（C），左水腎症なく，患者が保存的治療を希望したため MET を継続し，5週後に自然排石した（D）．

なかったが（52% vs 44%；p=0.20），下部尿管結石に対してのみ，有意に排石を促進させる結果（p=0.01）であった[11]．このように，大規模な臨床試験で MET における α1 遮断薬の効果について否定的な結果も報告されているため，今後のさらなる大規模な臨床試験の結果が待たれる．

2．カルシウム拮抗薬

メタアナリシスでニフェジピンが排石促進に有効であることが示されているが，降圧効果があるため，低血圧に注意が必要であり，日本の実臨床の現場ではあまり用いられていない．また，タムスロシン同様，結石の排石促進には保険適応がないことに注意が必要である．

3. 生薬・漢方薬

わが国では 1970 年代より結石の排石促進目的にウラジロガシエキス（ウロカルン®）や猪苓湯などが使用されてきた．これらの薬剤は鎮痙作用と尿管蠕動亢進作用などにより排石促進を図っていると考えられている．これらの薬剤は尿路結石症に保険適応があり，保険診療内で処方できる薬剤であるが，その効果についてエビデンスレベルの高い報告はなく，排石促進効果の正確な評価は困難である．しかし，その効果を否定するものではなく，これらの薬剤による MET も今まで通り施行しても良いと考えられる．

4. 抗コリン剤

抗コリン剤には膀胱平滑筋や尿管平滑筋を弛緩させる作用があるため，尿管結石の排石促進作用が期待されてきた．しかし，RCT の結果ではむしろ否定的な結果が多く，排石促進作用はないと考えられている．また，尿路結石の鎮痛効果についても NSAIDs より明らかに劣っており，実臨床で使用する意義は低いと考えられる．

3 溶解療法

結石成分が尿酸やシスチンと判明している場合，薬物による溶解療法も適応となる．いずれも尿のアルカリ化を主体とするが，さらに溶解だけでなく，再発予防の関連からも飲水指導により，尿中の尿酸やシスチン濃度を少しでも下げることが重要である．大きな結石の場合，溶解療法だけでは完全消失までかなりの時間を要することもあるため，ESWL などを併用し，破砕により結石の表面積を大きくすることで，完全溶解までの期間を短縮することができる．また，通過障害のない下部尿管の尿酸結石やシスチン結石では溶解療法に MET を併用することで排石効果が高くなると報告されている[12]．

また，感染結石も溶解療法が可能であるが，逆行性もしくは順行性の灌流が必要なために，溶解療法が選択されることは少ない．

1. 尿酸結石

尿酸の溶解度は pH 5.0 で 100mg/L，pH 6.0 で 500mg/L と，pH 6 未満では水に難溶性であるが，pH の上昇に伴って指数関数的に溶解度が上昇するため，尿アルカリ化が非常に重要である．しかし，pH 7.5 以上のアルカリ尿ではリン酸カルシウム結石や感染結石の発生リスクとなる．EAU のガイドラインでは pH 7.0〜7.2 を目標に定められているが，厳密な管理は困難なため，pH 6.5〜7.0 程度を目標にすると良い．尿アルカリ化にはクエン酸製剤（ウラリット®）を用いることが多く，重炭酸ナトリウムでの尿アルカリ化はナトリウム負荷が強く，血圧上昇のリスクとなるためあまり用いられない．

血清尿酸値が高く，尿中尿酸排泄量が多い場合にはアロプリノール（ザイロリック®など）やフェブキソスタット（フェブリク®）などの尿酸生成阻害剤を用いて，尿中尿酸排泄量を低下させることも重要である．ベンズブロマロン（ユリノーム®）は血清尿酸値をよく下げるが，尿中尿酸排泄量を増加させるため，尿酸結石の溶解療法中には使用しない．大きな尿酸結石の場合は表面積の増大を目指し，溶解療法に ESWL による破砕を併用してもよい．

尿酸結石はX線透過性であるため，尿酸結石の溶解療法のフォローアップは超音波検査が中心となる．しかし，超音波検査だけでは結石のモニタリングが完全に可能なわけではないため，定期的な単純CTに頼らざるを得ない．また，尿酸結石にはカルシウム含有結石が混在することもあり，溶解療法のみで結石が消失しない場合には外科的加療が必要となる．

2. シスチン結石

シスチン尿症では腸管および腎尿細管におけるシスチン，リジン，オルニチン，アルギニンの再吸収障害があり，これらのアミノ酸が大量に尿中に排泄される．正常人では尿中シスチン排泄量は30mg/日以下であるが，シスチン結石患者では尿中シスチン排泄量が250mg/日以上となる．

これらのアミノ酸の中でも特にシスチンは水への溶解度が低いため，容易にシスチン結晶の析出が起こり，シスチン結石が形成される．シスチンの溶解度はpH 5.0で300mg/L，pH 7.0で400mg/L，pH 7.5で600mg/LとpH 7.0付近から急激に増加するため，尿アルカリ化はシスチン結石に対する溶解療法の中心となる．しかし，pH 7.5を超える過度の尿アルカリ化はリン酸カ

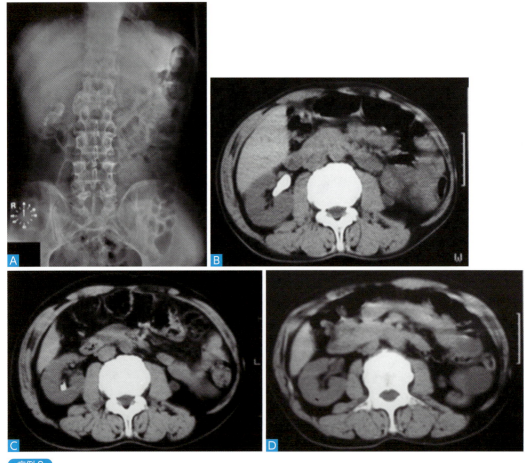

症例2
60歳，男性，シスチン結石（右腎結石，AB）に対して，チオプロニン300mg/日，アラセプリル150mg/日，クエン酸製剤6g/日にて溶解療法を施行．6か月で右腎結石は著明な縮小を認め（C），12か月後には完全溶解された（D）．
（症例は井口正典先生より提供）

表 5-3　Solution G の調整	
クエン酸	32.3g
酸化マグネシウム	3.8g
炭酸ナトリウム	4.4g
蒸留水	1000mL（総量で）
pH	4.0
比重	1.040

（メンブレンフィルター（穴径 0.45μm）で濾過後，
115℃で 30 分高圧蒸気滅菌）

ルシウム結石や感染結石の発生リスクとなるため，pH 7.0～7.5 を目標とする．薬剤は尿酸結石の溶解療法と同様にクエン酸製剤を用いることが多い．シスチン結石は溶解療法のみでは治療困難なことも多く，外科的治療による破砕後に溶解療法を継続すると良い．

2002 年に製造承認されたチオプロニン（チオラ®）は尿中でシスチンと水溶性化合物を形成し，シスチン結晶の析出を抑制するため，シスチン結石の再発予防だけでなく溶解療法にも効果的である．通常，成人では 400～2000mg を 1 日 4 回分服，小児では総量で 40mg/kg/日以下にする．結石溶解には 1200mg 以上の内服が必要とされている．また，ペニシラミン（メタルカプターゼ®）やカプトプリル（カプトリル®など）もシスチンと水溶性化合物を形成するが，シスチン尿症におけるシスチン結石溶解療法について保険適応とはなっておらず，副作用も多いために一般的ではない．

尿中シスチン排泄量はその前駆物質であるメチオニン摂取量に影響を受けるが，メチオニンは動物性タンパク質に多く含まれるため，摂取制限は現実的には難しい．

3. 感染結石

感染結石は尿路感染に起因し，リン酸マグネシウムアンモニウム（struvite）とリン酸カルシウムを主成分とする．ウレアーゼ産生菌により尿素がアンモニアと二酸化炭素に分解され，アルカリ尿下で尿中カルシウム，マグネシウム，リン酸と反応し，感染結石が形成される．そのため，感染結石の予防には尿の酸性化が重要である [13] が報告されている．尿路感染症の予防効果および尿酸性化作用を期待してクランベリージュースが感染結石患者に投与されることもあるが，その効果についてのエビデンスレベルの高い論文は皆無であり，最新の systematic review ではクランベリージュースの尿路感染予防効果は統計学的に有意とは認められないという結論に至っている [14]．

感染結石のサンゴ状結石患者で，様々な要因で外科的加療が困難と考えられる場合は感染をコントロールした後に腎瘻を造設し，クエン酸灌流液の腎盂内灌流による結石溶解療法を試みることもできる．日本でも Solution G（表 5-3）による感染結石の溶解療法が試みられた時期もあるが，院内調整および滅菌が煩雑で保険認可も受けていないため，最近ではあまり施行されていない．溶解療法を施行する際は，尿路感染がコントロールできていないと敗血症を引き起こす可能性があるので，必ず尿路感染をコントロールして開始する．また，膀胱の感染結石に対して，3way カテーテルから Solution G を持続灌流することにより溶解療法を試みることができる．

【文献】

1) Skolarikos A, Laguna MP, Alivizatos G, et al. The role for active monitoring in urinary stones: a systematic review. J Endourol. 2010; 24(6): 923-30.

2) Preminger GM, Tiselius HG, Assimos DG, et al. 2007 guideline for the management of ureteral calculi. J Urol. 2007; 178(6): 2418-34.

3) Robertson WG, Peacock M, Heyburn PJ, et al. Epidemiological risk factors in calcium stone disease. Scand J Urol Nephrol Suppl. 1980; 53: 15-30.

4) Finkielstein VA, Goldfarb DS. Strategies for preventing calcium oxalate stones. CMAJ. 2006; 174(10): 1407-9.

5) 宮澤克人，鈴木孝治．尿路結石と飲水および飲料物について．泌尿紀要．2004; 50: 577-81.

6) Hollingsworth JM, Rogers MA, Kaufman SR, et al. Medical therapy to facilitate urinary stone passage: a meta-analysis. Lancet. 2006; 368(9542): 1171-9.

7) Arrabal-Martin M, Valle-Diaz de la Guardia F, Arrabal-Polo MA, et al. Treatment of ureteral lithiasis with tamsulosin: literature review and meta-analysis. Urol Int. 2010; 84(3): 254-9.

8) Dellabella M, Milanese G, Muzzonigro G. Randomized trial of the efficacy of tamsulosin, nifedipine and phloroglucinol in medical expulsive therapy for distal ureteral calculi. J Urol. 2005; 174(1): 167-72.

9) Itoh Y, Okada A, Yasui T, et al. Efficacy of selective alpha1A adrenoceptor antagonist silodosin in the medical expulsive therapy for ureteral stones. Int J Urol. 2011; 18(9): 672-4.

10) Furyk JS, Chu K, Banks C, et al. Distal Ureteric Stones and Tamsulosin: A Double-Blind, Placebo-Controlled, Randomized, Multicenter Trial. Ann Emerg Med. 2016; 67 (1): 86-95. e2.

11) Sur RL, Shore N, L'Esperance J, et al. Silodosin to facilitate passage of ureteral stones: a multi-institutional, randomized, double-blinded, placebo-controlled trial. European Urology. 2015; 67(5): 959-64.

12) El-Gamal O, El-Bendary M, Ragab M, et al. Role of combined use of potassium citrate and tamsulosin in the management of uric acid distal ureteral calculi. Urol Res. 2012; 40(3): 219-24.

13) Pizzarelli F, Peacock M. Effect of chronic administration of ammonium sulfate on phosphatic stone recurrence. Nephron. 1987; 46(3): 247-52.

14) Jepson RG, Williams G, Craig JC. Cranberries for preventing urinary tract infections. Cochrane Database syst Rev. 2012; 10: CD001321.

〈井口太郎　仲谷達也〉

尿路結石ハンドブック

第6章

侵襲的（積極的）治療

6-1 ESWL

　体外衝撃波結石破砕術（extracorporeal shockwave lithotripsy: ESWL）は，1980年 Christian G. Chaussy らによって開発・臨床応用が開始され[1]，その簡便な操作性と低侵襲性から広く普及し，現在では尿路結石の第一選択治療となった[2]．約35年が経過した現在，本邦では900台を越える ESWL 機器が稼働し，全世界約5500台の6分の1が本邦に集中するという特異な環境となっている．このような状況を踏まえ，本邦の泌尿器科医にとって ESWL は習得すべき基礎技術といえる．しかし泌尿器科医に対する ESWL 治療技術の教育システムについては，各施設の機器導入時の操作研修を除いては，上級医師からの指導によるものが中心であり，指南書と言える書籍も10年以上発行されていないのが現状である[3-5]．事実，ESWL の over all stone-free rate は，文献的には61〜96%と一定しておらず，これは患者要因（患者の skin-to-stone distance，脂肪量の多さ，腎機能，結石の硬さ，大きさ，位置）だけでなく，治療要因（衝撃波速度，破砕強度の変調，体位，薬剤の使用）に大きく影響されるためだと考えられる．

　著者自身も当初は特別な指導を受けたことはなく，ESWL の砕石効果に疑問を抱いていたが，幸運にも勤務先の ESWL 導入時の操作研修に立ち会う機会を得て，ESWL 砕石効果を決定づけるいくつかの要因を知り，飛躍的に砕石率が向上した．その後，関連施設の若手医師を対象に，私の体験をもとにした「技術トレーニング」を自施設で開催することにより，有意な砕石率アップを図ることに成功した[6]．この報告の後，いくつかの会議で本成果やトレーニングの重要性について発表する機会を与えて頂き，この度さらに本書執筆の一端をお任せ頂けることになった次第である．

　この項では，現在の本邦の保険診療の実情である「ESWL は初回治療のみ保険請求可能」という大前提に基づき，もっとも医師にも患者にも病院にも優しい「ESWL 砕石率100%を目指すためのポイント」を概説し，本書を手にされた読者の先生方に本日からでもご活用頂ける工夫をお伝えしたい．

1 ESWLの基礎知識

1. なぜ基礎知識が必要か？

　ESWL 開発以降，その機器の破砕方式に関する技術的な発展が何度となく行われてきた．様々な定義はあるが，一般的に第1世代とよばれる Dornier HM-3，第2世代としてドライタイプ，第3世代としてのデュアルイメージングシステム/電極レスシステム，そして第4世代がダイコム対応といった進化の歴史がある[7, 8]．一方，いわゆる衝撃波（圧力パルス）自体の性状とその伝播の原理にほとんど変化はないといわれている．すなわち，私たち泌尿器科医は，共通する衝撃波の特性を十分に理解しておけば，あとはわずかな機種特異性を修得するだけで，最も効果的な結石破砕と最も少ない合併症での治療をどの機種でも達成できるわけである．

2. 衝撃波の発生方式と特徴を知る

　現在，本邦に導入されている ESWL 機器には，衝撃波発生のための3つの原理が使用されている．すなわち，①電気水圧式（Electrohydraulic），②ピエゾ式（Piezoelectric），ならびに③電磁誘導式（Electromagnetic）である（図6-1A）．これらの原理と衝撃波の性状については，Cleveland らの「衝撃波の物理学」に関する記載を参考とした[9]．

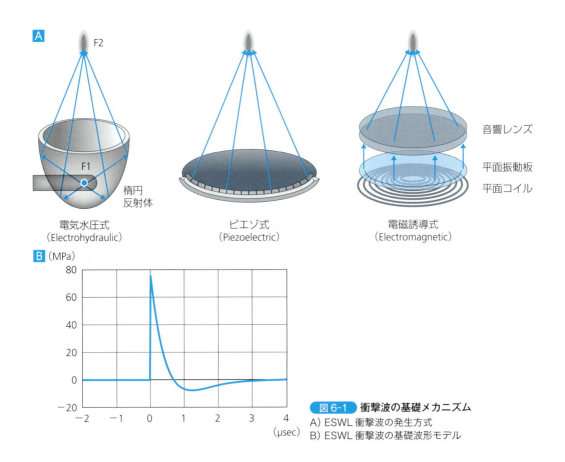

図6-1　衝撃波の基礎メカニズム
A) ESWL 衝撃波の発生方式
B) ESWL 衝撃波の基礎波形モデル

(1) 電気水圧式（Electrohydraulic）結石破砕装置

電気水圧式結石破砕装置（以下，EHL）は，スパーク光源（F1）において発生した衝撃波が，楕円反射体によって反射した後，第2焦点（F2）で集束する．EHLは，F1の位置がわずかに変化しただけでも，F2における集束が大きく変化する可能性があり，スパークギャップと呼ばれるばらつきが50%以上存在する可能性がある．またEHLの特徴として，発生した圧力パルスが楕円反射体に反射せず，直接身体に伝播する現象も見られ，この直接波は反射波よりも30μmほど早く進むため，後述するキャビテーション（空洞化）に影響を与えるとも言われている．また衝撃波の形状についても，EHLのみがスパーク光源発生時から衝撃波が生じており，これがそのまま伝播するため，砕石効果は高いが，痛みが最も大きいという特徴を持つとも考えられている．もう一点，他の2方式と決定的に違うのは，「電極が摩耗するため交換が必要」という点である．このことによって衝撃波の出力に影響が生じる．

(2) ピエゾ式（Piezoelectric）結石破砕装置

ピエゾ式破砕装置（以下，PEL）は，球面状に配置された圧電結晶に電圧を加えることにより音響波が発生し，この球面の曲率半径の中心に音響波が集束する．この焦点はEHLのような焦点波形のばらつきが少ない（50%以下）．PELの音響波形はEHLと異なり音響パルスとして始まり，衝撃波は焦点に達する直前生成される．またPELは衝撃波系の後半に圧電結晶の共鳴を反映する繰り返し波形（コーダ）が見られ，これもキャビテーション（空洞化）に影響を与える可能性が示されている．他方式と比較すると，治療に伴う疼痛は最も少ないが，効果も最も低いと評されることが多い．

(3) 電磁誘導式（Electromagnetic）結石破砕装置

電磁誘導式結石破砕装置（以下，EML）は，金属プレートに近接した電気コイルが短い電気パルスによって励起されると，このプレートが斥力を受け，音響波が発生する．この音響波は，音響レンズによって集束し，EHLよりもばらつきの少ない圧力波となる（10%以下）．この機器のEHLとの決定的な違いは，PELと同様に電極交換が不要であることで，破砕効果も高く疼痛も少ないという特徴をもつことより，現在のESWLの主流となっている．

3. 衝撃波の性質を知る

ESWLの焦点で水中衝撃波測定装置（ハイドロフォン）で測定した典型的な衝撃波のモデルは図6-1Bのようになる．この衝撃波は持続時間が約3〜4μsecの短い波長で，瞬間的なピーク陽圧へのジャンプから始まる．この速い転移を一般的に「衝撃」と呼び，持続時間は5ns未満である．陽圧は約1μs後に0に低下し，その後約3μsec続く小さな陰圧波が認められる．前述したように，ESWL機器のほとんどは類似した形状の衝撃波を発生させるが，機種や設定によってそのピーク陽圧は一般に30〜110MPa，陰圧は−5〜−15MPaと異なる．しかし，実際の音響波によるエネルギーを計算するためには，圧縮相と張力相，音響インピーダンスや集束および回折などについての専門的な音響物理学への精通が必要である．興味のある読者の先生方は，先に紹介したClevelandらの「The Physics of Shock Wave Lithotripsy（衝撃波の物理学）」に詳しく解説されているのでご一読頂きたい[9]．

4. 衝撃波の焦点サイズ・焦点距離を知る

ESWLの焦点は，集束帯，集束領域，ホットスポット，集束容積，高圧帯などと呼ばれ，一般

的な形状は衝撃波の軸に沿った楕円形である．この焦点の大きさ（長径・短径）は衝撃波の発生源の径，焦点距離や波形の周波数成分に依存するとされ，ESWL装置毎に特性がある．現在用いられるESWL機器の衝撃波の焦点サイズ・焦点距離について，図6-1CDに示した．一般的に小さな焦点サイズは高い砕石エネルギーを発生させるが，照準がずれれば効果が低くなり，組織障害も大きくなる．また焦点距離を超えるような皮膚-結石距離（skin-stone distance: SSD）の症例では，ESWLは適応外となることを理解しなければならない．

5. 砕石エネルギーの性質を知る

「なぜ泌尿器科医がここまでのことを知らなければいけないのか？」と疑問を持つ読者の先生方もおられると思うが，Clevelandら[9]は，「完璧な結石破砕装置は存在せず，手元にある機器を最適に使用することが泌尿器科医に委ねられている．SWLの結果を改善する1つの方法は，現在の機器がどのように機能するのかを十分に把握することである」としており，著者も全く同意見である．

衝撃波が結石を破砕する物理的エネルギーに関しては，数学的な予想ピーク陽圧の算出[10]，コンピュータシミュレーション[11]，in vivo・in vitroでの衝撃波測定[12, 13]，高速写真撮影[14]やレーザー散乱測定[15]によるキャビテーションの動態観察などにより，かなり解明されてきている．詳細は割愛するが，現在までに明らかとなっている砕石エネルギーは，大きく①衝撃波の一次効果と②キャビテーション（空洞化）による二次効果である（図6-1E）．

(1) 衝撃波の一次効果

衝撃波の焦点が正しく結石にあっている際には，①ホプキンソン効果（Hopkinson effect），②剪断力効果（Shear forces），③圧壊（Squeezing effect）が作用し，それぞれを概説する．

①ホプキンソン効果（Hopkinson effect）

衝撃波が結石中を進行し，結石の背面で反射する際に，大きな引張応力が発生し，結石の背面に剥離するような破砕が生じる現象である．「結石は正面だけでなく，背面からも破砕される」というイメージを持つことが重要である．

②剪断力効果（Shear forces）

衝撃波が結石内外を通過する際の速度の違いが生じさせる力で，一般に速度の速い結石内の波と速度の遅い組織の波が，それぞれ前後方向への剪断力（ズレの力）を生じさせる．この結果，層構造で形成される尿路結石は剪断力に弱く，破砕されやすい．

③圧壊（Squeezing effect）

「準静的圧壊（Quasitatic squeezing）」とも呼ばれ，Eisenmengeによって2001年に報告された[16]．剪断力と同様に，結石内外の衝撃波の伝播速度の差によって結石に円周上の圧縮力と周方向の応力を生じさせ，軸方向への圧壊が生じるとされる．

(2) キャビテーション（空洞化）による二次効果

キャビテーションは，結石周囲の尿中で発生する小さな気泡（または空洞）を意味する．このキャビテーション気泡が結石表面の付近で崩壊すると，100m/sec以上の流体のマイクロジェットの形成が発生し，結石表面を侵食するとされる．これは結石を破砕する重要なエネルギーと考えられる反面，組織障害の主要因ともとらえられ，衝撃波焦点を正確に結石に集束させることが，合併症を最小限に抑えることに繋がるといえる．

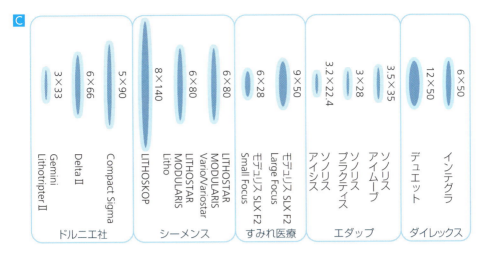

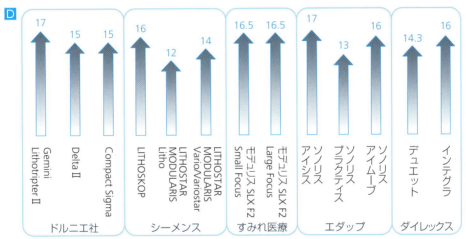

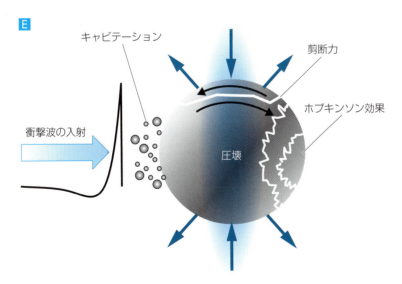

図6-1　衝撃波の基礎メカニズム（つづき）
C) ESWL機器の衝撃波の焦点サイズ
D) ESWL機器の衝撃波の焦点距離
E) 衝撃波による砕石エネルギー

2 ESWLの適応

1. 腎結石の治療適応

2013年9月に11年ぶりに改訂された尿路結石診療ガイドライン第2版が出版された．図6-2Aに腎結石の治療アルゴリズムを示した．近年，内視鏡機器の発展により，第1版では全ての尿路結石に対しESWLは適応であったが，第2版では特に10mm以上の結石，下腎杯結石に対しては，f-TUL，PNLの選択肢が拡がった．ESWLはあくまで「結石を自排石可能なレベルまで砕石する」治療であり，それが達成できないようなサイズ・位置の結石をESWLで無理に破砕することは避けるべきである．ただし，後述する結石照準法を修得することにより，15mmまでの腎結石はESWLで排石可能なサイズまで十分破砕可能と考える．

2. 尿管結石の治療適応

腎結石と同様に，尿路結石診療ガイドライン第1版ではすべての尿管結石に適応であったESWLは，第2版では上・中部尿管結石ならびに10mm以下の下部尿管結石へと限定された（図6-2B）．10mm以上の下部尿管結石がESWLから外れた要因は，TUL機器の治療成績の向上に他ならない．私たちはESWLのトレーニングを推奨しており，15mm大までであれば，超音波照準を併用したU1結石治療，臀部からの衝撃波入射を用いたU3結石治療で十分に破砕可能と考えている．

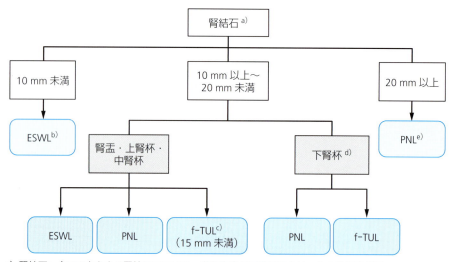

a) 腎結石：全ての大きさの腎結石について，単独治療が困難な場合は，他の治療を併用
b) ESWL：結石や患者の状況に応じて，f-TULやPNLも適用可能
c) f-TUL：15mm以上の結石は，ESWLやPNLを併用
d) 下腎杯：以下の条件を満たす結石に適用．条件を満たさない場合は，ESWLも適用可能
　①腎盂と腎杯頸部の角度が急峻な例
　②下腎杯が長い例（10mm以上）
　③腎杯頸部が狭い例（5mm未満）
e) PNL：結石や患者の状況に応じて，ESWLやf-TULも適用可能であるが，これらの単独治療は困難

図6-2A　腎結石の治療方針のアルゴリズム
（日本泌尿器科学会，他編．尿路結石症診療ガイドライン2013年版．第2版．金原出版；2013．p.33より転載）

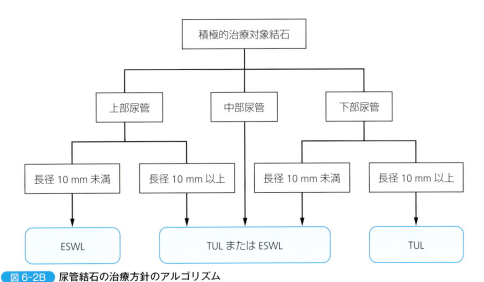

図 6-2B 尿管結石の治療方針のアルゴリズム
（日本泌尿器科学会, 他編. 尿路結石症診療ガイドライン 2013 年版. 第 2 版. 金原出版; 2013. p.30 より転載）

3. 結石成分による適応判断

　結石の成分によって，硬度が異なることはよく知られており，これは破砕効率に影響する．一般的には，その硬度はシスチン＞リン酸カルシウム＞シュウ酸カルシウム＞尿酸＞リン酸マグネシウムアンモニウムとされる．つまり，シスチンやリン酸カルシウム結石と事前に判明している場合は，他の治療法も選択肢として示すべきである．ただ，ESWL は多くの場合第一選択治療として採用され，結石成分が不明である場合が多い．このため，砕石治療前の結石 CT 値が 1,000HU 未満であれば ESWL でのショット数が少ないというデータも報告されており[17]，1,000HU を越える結石はガイドラインを参考に TUL，PNL を第一選択治療とする工夫も必要であろう．

4. 肥満患者における適応判断

　肥満患者の ESWL の問題点としては，「結石が見にくい」「ポジショニング」が難しい．などが挙げられる．肥満患者に対する ESWL については，皮膚結石距離（skin-to-stone distance: SSD）が 10cm 以上の場合は破砕成績が悪いという報告[18]もあるが，肥満患者の ESWL 成績は一般患者と変わらず，術者の技量に依存するという報告[19]もある．当施設においては砕石率が BMI に依存する傾向は認められず，著者は「太っていても結石を同定する技術があれば結石は破砕できる」と考えている．ただし，先述した各機種の焦点深度を越える SSD の結石は破砕できないのは明らかである．

3 ESWL 治療の実際

1. ESWL 機器準備

(1) 照準調整

　第一に，日々の照準調整が重要である．先述したように，衝撃波の焦点は非常に小さく，照準が

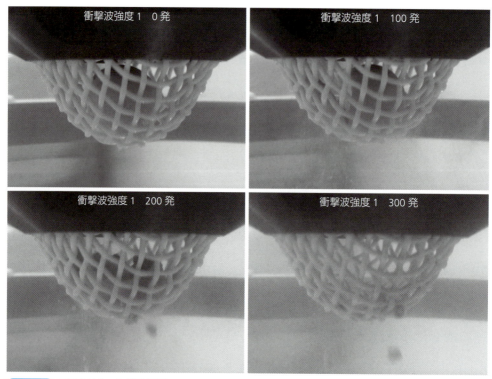

図6-3 モデルストーン破砕風景

ずれていることは砕石できないばかりか，キャビテーションによる組織障害を促進することになる．普段から少しでも違和感を感じたら，サービスによる調整を依頼すべきである．図6-3は機器メーカーによるモデルストーン破砕風景である．「ESWLの砕石率は低い」と認識している読者の先生方には，ぜひ一度このような調整に立ち会って頂きたい．著者は，まずは「ESWLで結石が破砕されるイメージをつける」ことが最も重要であり，「ではなぜ割れないのか？」という理由を，先述した患者要因と治療要因から探る姿勢が重要であると考えている．

(2) クッションと患者テーブルの清掃

クッションや患者テーブルに造影剤などの付着物が透視によって映り込むのを避ける必要がある．

(3) 治療ヘッド内の気泡除去

治療ヘッド内の気泡は，どんな小さなものであっても破砕効果に大きく影響するため，除去しなければならない．このため，治療ヘッド内部に気泡の存在を確認した場合，ただちにサービスなどによる除去を依頼すべきである．

以上のように，最高の機器パフォーマンスを得るためには，日々の準備・調整がとても重要である．

2. ポジショニング

(1) 体位の安定

患者にとって楽な体勢を作ることも重要である．1時間弱の治療を一定の体位で過ごすための配

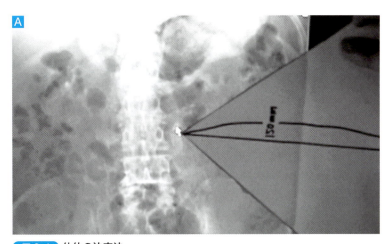

図6-4 体位の決定法
A) 衝撃波収束モデル（三角プレート）

慮として，枕・膝下枕・アームレストなどの準備が必要である．

(2) 抑制ベルトによる固定

抑制ベルトは，疼痛による無意識な体位の移動を防ぐだけでなく，身体を治療ヘッドに押しつけることによるSSDの短縮，ならびに大きな呼吸を抑制することによる結石の移動幅の減少に役立つ．著者は，抑制ベルトによる身体固定こそが，数あるESWL砕石率向上のための最も重要な処置の一つであると考える．

(3) 体位の決定法

最近では，一定の体位で治療ヘッドが上下自由に動く機種が登場しつつあるが，多くは一定の治療ヘッド位置に対し，患者体位を仰臥位・伏臥位と変更する方式である．本項では，衝撃波が患者下側から入射される方式の機種を例に解説するが，図6-4を参考に自施設の機種に最適な体位を見つけて頂きたい．

①腎結石（R2，R3）

仰臥位で破砕するのが原則である．特殊な例として，馬蹄腎における下腎杯結石は背面からのSSDが長くなるため，腹側からの衝撃波入射が推奨され，体位は伏臥位となる．またサンゴ状結石においては，腎門部からの砕石が必要となるため，斜台などを使用して衝撃波が真後ろから腎門部に入射されるように工夫する必要がある．しかし，ガイドラインでも10mm以下の上・下腎杯結石を適応とするように，特にこのような結石に対してはf-TUL，PNLによる治療を推奨する．

②上部尿管結石（U1）

U1については，図6-4Aに示したような衝撃波収束モデルである三角プレートを準備し，仰臥位（背側入射）か伏臥位（腹側入射）かを決定する．すなわち，U1結石であっても腎に近い場合は衝撃波がスムーズに結石に収束するが，L4-L5レベルのU1下端の結石は，衝撃波の多くが腸骨で吸収されてしまうため，伏臥位での破砕が推奨される（図6-4B）．またテーブルの長軸に対し患者を若干斜めに寝させることによって衝撃波の入射角度を調整することも，伏臥位になれないような患者に対する工夫である（図6-4C）．

③中部尿管結石（U2）

中部尿管（U2）結石に対する破砕は，腸骨の存在のため腹側から衝撃波を入射することになる．

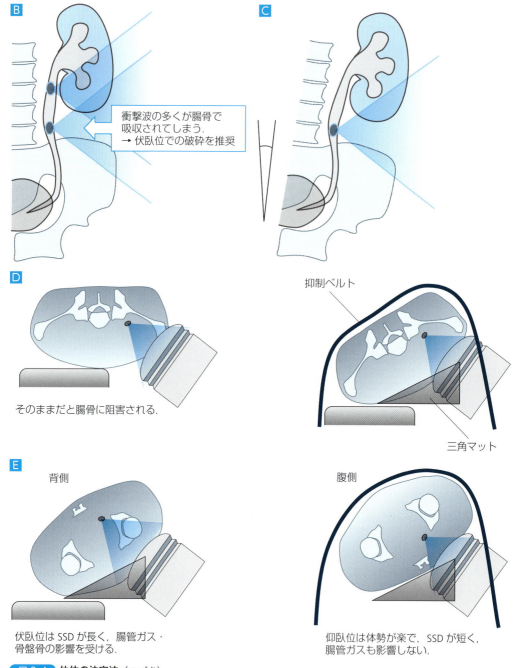

図6-4 体位の決定法（つづき）
B) 上部尿管結石（U1）に対する衝撃波収束モデルを用いた体位決定
C) 上部尿管結石（U1）に対する体軸変換による衝撃波入射角度の調整
D) 中部尿管結石（U2）に対する体位決定
E) 下部尿管結石（U3）に対する体位決定

この場合，図6-4Dに示したように治療ヘッドが斜め下に配置する機種の場合，患者を単純な伏臥位にさせるのではなく，三角マット（斜台）を用いて伏臥位斜位を取ることで，骨盤骨により衝撃波の減衰を減らすことが重要である．この場合も抑制ベルトは忘れてはならない．

④下部尿管結石（U3）

下部尿管結石（U3）に対する治療は，多くの先生方が伏臥位（腹側）からの照射を行っており，メーカーもこれを推奨している場合が多い．しかし伏臥位は図6-4Eに示すようにSSDが長く，腸管ガス・骨盤骨の影響を受けやすい．近年の報告に基づき，私たちは三角マットを用いての仰臥位斜位，すなわち臀部からの破砕を勧めている（図6-4E）[20]．その理由として，仰臥位は体勢の保持が楽であり，SSDが短く，腸管ガスも影響しないことが挙げられる．自施設の検証では，U3に対する砕石率は，伏臥位で80％であるのに対し，仰臥位では97％とTULを凌ぐ砕石率である．メーカーによっては，大腿骨頭上縁より頭側のU3結石は腸骨の影響を受けるため，伏臥位（腹部からの衝撃波）での破砕を推奨されることもあるが，著者らは臀部からの治療で特に問題となったことはない．例外として，膀胱に尿が貯留した状態の尿管膀胱移行部（UVJ）近傍の結石で，腹側からの超音波で同定できるものに対しては，超音波単独照準を含む伏臥位での破砕も高い砕石率を期待できる．ただし，1時間弱下腹部が圧迫された状態で蓄尿を保持できる患者に限る．もちろん仰臥位・伏臥位どちらの場合でも，抑制ベルトによる体位の固定は必須である．

3. 結石の照準

（1）超音波を併用した照準

施設・機器の制限はあると思われるが，腎（R2，R3）・上部尿管（U1）では，必ず超音波を併用した照準を行うことを推奨する（図6-5）．超音波使用の利点としては，以下があげられる．

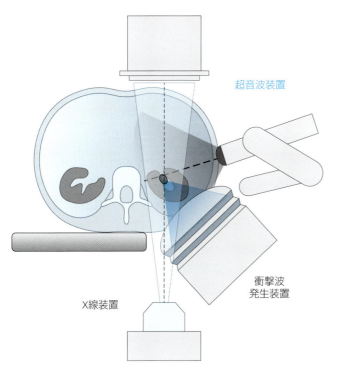
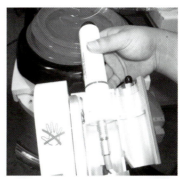
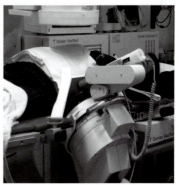

図6-5 Dual-Imaging（X線-超音波併用）による結石照準

①被曝の軽減

　超音波ならば治療中の結石を連続追跡可能であるため，透視の使用頻度を有意に減少させることができる．超音波画面のクロスヘア（十字マーク）から，音響陰影を伴う高エコー像が消失した場合には，照準がずれたと判断し，X線および超音波を併用した質の高い再照準が適切なタイミングで実施できる．

②破砕効果の可視化

　超音波照準は，肥満患者やX線透過性が高い結石，砕石片など，X線での確認が困難である結石も同定可能であり，リアルタイムな破砕効果を確認できる．例えば，腎結石破砕の場合，X線単独で3,000発を目標とした治療であっても，1,500発で結石が同定できなくなれば治療を終了せざるをえない．しかし超音波画像であれば，この砕石片を最後まで追跡することが可能であるため，予定通りの施術が可能である．また衝撃波による砕石片の跳躍像は，施術者にとっても確実な砕石効果を実感できるサインである．

③気泡の早期発見

　インラインエコータイプ（治療ヘッド内にエコープローベが装備）に限定されるが，治療ヘッド-皮膚間の気泡を早期に発見することが可能であり，カップリングを高めるために適宜エア除去が可能となる．

　自施設における腎・上部尿管結石の砕石率をまとめたデータによると，X線照準単独群が69.5％であるのに対し，超音波併用群は84.6％であった（p=0.0067）．これは腎結石単独（R2，R3）においても（X線単独：超音波併用＝74.7％：87.8％ [p=0.0470]），上部尿管結石（U1）においても（X線単独：超音波併用＝64.1％：86.8％ [p=0.0068]），同様に超音波併用照準が高い砕石率に寄与することを証明している．

（2）カップリング

　ESWLの治療手技において，実は長年おろそかにされてきた項目である．多くの読者の先生方が，「治療ヘッドにたくさんのゼリーを塗って」「ゼリーをヘッド全体に塗り拡げて」「塗り拡げないで」などなどアドバイスを受けてきたと思われるが，実はどのように丁寧にゼリーを塗っても，多くの場合治療ヘッドと患者皮膚との間には気泡が入ってしまう．

　衝撃波の伝達機序において，「音響インピーダンス」という概念があり，これは物質内を音響波（衝撃波）が伝わる抵抗値にあたる指数である．ESWL衝撃波が発生する治療ヘッド内の水と，身体の音響インピーダンスは近い値であるため，スムーズに衝撃波が体内に伝播すると考えられている．しかしこの境界に気泡が入ると，空気と水の音響インピーダンスは大きく異なるため，衝撃波の多くはここで反射してしまう．Bohrisらの報告[21]によれば，カップリング領域の20％に気泡が含まれる場合，気泡を全く含まない（0％）状態と比較して，結石の破砕に3倍の数の衝撃波が必要となるとしている．

　近年の機種には，治療ヘッド内にビデオカメラを配した機種が登場しており，治療ヘッド-皮膚間の気泡の存在を目視できるようになった（図6-6AB）．この気泡を取り除くためには，ゼリーで密着した治療ヘッドと皮膚の間をたった一度だけ手を通すだけでほぼ気泡が消失することを観察できる（図6-6C）．しかし，多くの機種ではこのような高額な特殊装置はついていないため，治療開始前には治療ヘッドと患者皮膚の間に「一度だけ手を通す」ことを実践して頂きたい．これだけで劇的な砕石率向上に繋がる可能性もある．また，前述したように，インラインエコーが備わっている機器であれば，気泡の発見のためにも是非活用して頂きたい．

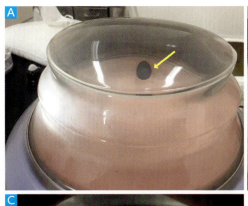
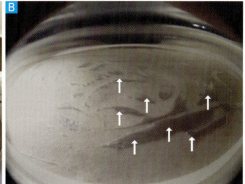
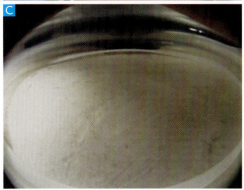

図6-6 カップリングとエア除去
A) 治療ヘッド内のカメラ（OptiCouple®）
（Dornier MedTech 社）
B) 治療ヘッド密着直後の気泡
C) 治療ヘッド−皮膚間に手を通すことによる
エア除去後

4 ESWL 後の管理

1. MET の重要性

　EAU ガイドライン 2015 において，薬物的排石療法 MET（medical expulsion therapy）は ESWL によって発生した結石片の自排出を促進するため，エビデンスレベル 1a として推奨されている．その薬剤としては，α阻害剤（エビデンスレベル 1b），カルシウム拮抗剤（エビデンスレベル 1b），コルチコステロイド［単剤では，有意な効果がないが，α阻害剤との併用は，α阻害剤単独よりも排石率が高い（エビデンスレベル 1b）］が推奨されている．しかし，残念なことにそれらのいずれも本邦では尿路結石の排石治療薬としての保険適応がなく，本邦は欧米と比較して非常に立ち後れていると言わざるを得ない．

　尿路結石診療ガイドライン第 2 版では，ESWL 後の排石治療に特化してはいないが，尿管結石の自然排石を促進するための薬剤として，α阻害剤とカルシウム拮抗剤が推奨グレード B として記載されているが，「尿管結石排石促進としての保険適用はない」とされている．その他の薬剤としては，ウラジロガシエキス・猪苓湯があげられるが，こちらはエビデンスレベルが高い報告がないが，効果を否定しないとして推奨グレード C1 とされている．

　著者らは，これらの事情から残念ながら積極的な MET を行えていない．しかし，そもそも尿路結石の自然排石率は Preminger らのメタアナリシス[22)]によれば，＜5mm で 68%（95%CI：46～85%），5～10mm で 47%（95%CI：36～59%）と報告されており，ESWL で 4mm 以下に破砕できていれば，多くは排出可能である．この点からも，私たちは「1 日 2L 以上の飲水指導」

を行うことに重点をおいている.

2. 2nd ESWL の適応

しばしば ESWL と PNL, f-TUL との砕石率や stone free rate に関する比較がされているが, ESWL は「結石を破砕し, 砕石片の自排石を期待する」治療であり, 砕石と抽石を同時に行う内視鏡が「ストーンフリー」を目指している点とは根源的に異なると著者は理解している. また,「単回治療による砕石率」もしばしば議論されるが, ESWL は複数回行える治療であり, 適切な複数回治療で破砕が完遂できれば, 破砕成功といえる. この点においては, TUL や PNL にも同様のことが言え, 引き際を見極めた計画的な複数回治療は質の高い安全な治療と考える.

このような点より, ESWL にとっての至適な治療間隔について述べたい. ESWL による腎障害は, 諸家の報告によると 3 日~2 週間で軽快するとされている. 一方, 破砕片の排出に着目すると, 長径 10mm 以下の尿管結石の 3 分の 2 が 4 週間以内に自然排石され, また尿管結石の自然排石までの平均日数は, 2mm 未満で 8.2 日, 2~4mm で 12.2 日, 4mm 以上で 22.1 日であり[23], ESWL 後 4 週間経過しても排石が始まらない場合は, 2 回目の ESWL を決断することを勧めたい.

3. CIRF, ARF

EAU ガイドラインでは, 臨床的微小残片 (clinical insignificant residual fragments: CRF), 無症候性残片 (asymptomatic residual fragments: ARF) といった表現が用いられている. その中で, ESWL で生じた残石は, 経過観察と共に生じる場合が多く, 3 か月は経過観察をすべきであること, また下腎杯の残石であれば 24 か月までフォローが可能であることを説明している. 以上より,「CIRF, ARF は ESWL 成功と考え, 定期的なフォローと破砕片を増大させないための再発予防治療を行うことが重要である」としている (エビデンスレベル 1b 推奨グレード A).

著者らも, 臨床的に無症候性の微細な破砕片が残ることは問題ないと考えており, もっとも重要なのは定期的な経過観察・予防治療であると断言する.

4. ESWL 後の再発予防

本書は治療法についてのハンドブックであるため, 尿路結石の再発予防についての詳細は割愛する. しかし,「結石を破砕したら終了」「ストーンフリーがゴール」とするのは, 大きな間違いである. ESWL も TUL, PNL も, 結石の破砕治療は, いわゆる崖崩れでふさがった道路を開通するために落石を除くだけの作業であり, 崖崩れが起こる山の状態 (地盤の脆弱性や森林伐採の影響, 豪雨の影響など) を調べ, その原因を絶たない限り崖崩れは延々と繰り返し続ける. 尿路結石の手術治療は, 尿路結石診療を構成する診断・治療・予防のわずか一部であり, 総合的なマネージメントが必須であることを認識して頂きたい[24].

ESWL 後の再発予防にもっとも重要なのは,「結石分析」である. ESWL が TUL, PNL に劣っていると著者が考える唯一の点が, この「結石分析」のための「結石採取の難しさ」である. 多くの施設が 1 泊から 2 泊の入院で患者を退院させるため, 破砕片が排出されるのは退院後から次回外来までになることが多いと予想される. このような環境で医師が患者に対してできることは,「結石の再発を予防するためには結石成分を知る必要があり, そのためにはどんなに小さな破砕片も確保して持参する必要がある」という指導を行って頂きたい.

5. 合併症の管理

ESWL の合併症については，尿路結石診療ガイドライン第2版にもまとめられており，誌面の都合上詳細は割愛させて頂く．その中で治療中・直後に注意を要するものは疼痛，腎被膜下血腫，stone street であろう．

(1) 疼痛

ESWL は無麻酔で行える手技とされているが，決して無痛性ではなく，十分な疼痛コントロールが良い治療結果につながる．不十分な鎮痛は，患者の体動・頻呼吸による結石照準の喪失，疼痛による治療計画の破綻，高血圧と腎被膜下血腫の誘発につながる[25]．しかし，現時点で明確に推奨される ESWL の疼痛管理法はなく，経口鎮痛剤から全身麻酔まで様々である[26]．海外では，合成オピオイドであるフェンタニルとプロポフォールを併用した静脈麻酔が以前から用いられており，患者自身による投薬制御ポンプの使用も検討されているが，本邦では一般的ではない[27, 28]．著者らは，術前にジクロフェナク（ボルタレン®）坐剤を使用し，術開始時にペンタゾシン（ソセゴン®）15mg およびヒドロキシジン（アタラックスP®）25mg を生理食塩水100mL で溶解し，点滴投与するプロトコールを用いている．疼痛の増悪があれば，ペンタゾシン・ヒドロキシジンの追加投与によって，良好な疼痛管理が行えている．

ただし，治療中に管理不能な疼痛をきたした際には，まずは破砕治療を一旦中断することが重要である．衝撃波を中断しても疼痛は持続しているかどうか．中断しても疼痛が持続していれば，腎被膜下血腫の発症や破砕片による水腎の増悪を考えなければならない．このような場面でも，上述した超音波を併用した照準を用いることによって，血腫や水腎の早期発見も期待できる利点がある．また心筋梗塞や大動脈解離などの致命的な合併症の可能性を否定するために心電図モニタリングや血圧の管理も重要である．ESWL は「手術」であることを常に忘れてはならない．

(2) 腎被膜下血腫

ESWL に伴う腎被膜下血腫の頻度は，症候性血腫は1%以下であるが，無症候性血腫は4〜19%とされており[29, 30]，その発症リスクの高さがうかがえる．症候性血腫の症状としては，ESWL 治療に続く腹痛・腰痛，腹部膨隆，嘔気・嘔吐に加え，頻拍，低血圧といった急性貧血の症候を伴うこともある．ESWL 中にも発症する場合もあり，徐々に増悪する疼痛を認めた際には，本症を強く疑い，腹部超音波や CT を積極的に行うことによって容易に診断できる．

腎被膜下血腫の原因として，①抗凝固剤の治療，②凝固能異常，③高血圧またはその既往，④糖尿病，⑤高齢（>65〜70歳）などの患者因子があげられるが，特に抗凝固剤を服用している患者は適切な休薬を行うべきである[31]．当然，凝固能異常の患者や薬剤管理されていない高血圧の患者に対し，ESWL を行うべきではない．

予防については，基礎疾患の把握，凝固能検査，内服薬確認など患者因子の対策を十分に行うことと，術中モニタリングと正確な衝撃波の照準と治療パラメーター（衝撃波の強度・数・頻度）の慎重な選択といった治療因子の管理も必須である．

対処の実際については成書に譲るが，バイタルが安定していれば安静臥床と経時的な血腫の増大観察を行う．血圧低下・貧血進行が高度ならば，輸血を行い，必要に応じて腎動脈造影ならびに塞栓術が考慮される．

(3) stone street

複数の破砕片が同時に下降することによって尿路を線上に閉塞した状態である．水腎症の程度や

症状により，経過観察やステント留置，TUL，PNL を含めた追加治療を行う必要がある．一般的には 20mm 以上の腎結石に対しては，予防的な術前ステント留置が勧められている．近年の内視鏡治療の発展を考えると，stone street をきたす可能性が高いサイズの腎結石に対し，ESWL を積極的に行う必要はないであろう．「ESWL の適応」で先述したが，ESWL はあくまで「結石を自排石可能なレベルまで砕石する」治療であり，それが達成できないようなサイズ・位置の結石を無理に破砕することは避けるべきである．

まとめ

　本編では，ESWL の砕石率をより向上させるための方法について，ESWL の基礎知識，ESWL の適応，ESWL 治療の実際，ESWL 後の管理，合併症の5項目について概説した．これまで ESWL による結石破砕にいまひとつ自信が持てなかった読者の先生方にも，本編を読むことで「盲点」であったという項目が1つでもあってくれれば幸いである．緒言で述べたように，ESWL の砕石率には「不安定性」があるのは否めない．しかし，世界の ESWL 機器の6分の1が集中する日本であればこそ，尿路結石に対する ESWL 治療は本邦の泌尿器科医であれば身につけておきたい手技である．そして技術力の高い日本人であればこそ，欧米を凌駕する砕石率を達成し，さらなる ESWL 治療の可能性を世界に発信していけると信じている．

【文献】

1) Chaussy C, Schmiedt E, Jocham D, et al. First clinical experience with extracorporeally induced destruction of kidney stones by shock waves. J Urol. 1982; 127: 417-20.

2) Kerbl K, Rehman J, Landman J, et al. Current management of urolithisasis: progress or regress? J Endourol. 2002; 16: 281-8.

3) 吉沢一彦，荒川　孝，久保星一，他. ESWL による尿路結石治療の実際. 東京: 南江堂; 1988.

4) 横山正夫，藤田公生. ESWL ハンドブック—尿路結石治療の実際. 東京: 中外医学社; 1991.

5) 東原英二，田島　惇. Endourology, ESWL 治療法マニュアル. 東京: 南江堂; 1992.

6) Okada A, Yasui T, Taguchi K, et al. Impact of official technical training for urologists on the efficacy of shock wave lithotripsy. Urolithiasis. 2013; 41: 487-92.

7) 東　義人，喜多芳彦，久世益治，他. ESWL の諸問題. 泌尿紀要. 1991; 37: 1115-9.

8) Zhong P. Innovations in Lithotripsy Technology. In: Evan AP, et al, editors. Renal Stone Disease, 1" Annual International Urolithiasis Research Symposium. Indianapolis: American Institute of Physics; 2007.

9) Cleveland RO, McAteer JA. The Physics of Shockwave Lithotripsy. In: Smith AD, editor. Smith's Textbook of Endourology. Blackwell Publishing Ltd; 2007. p.317-32.

10) Averkiou MA, Cleveland RO. Modeling of an electrohydraulic lithotriptor with the KZK equation. J Acoust Soc Am. 1999; 106: 102-12.

11) Cleveland RO, Sapozhnikov OA. Modeling elastic wave propagation in kidney stones with application to shock wave lithotripsy. J Acoust Soc Am. 2005; 118: 2667-76.

12) IEC61846, Ultrasonics - Pressure pulse lithotriptors-Characteristics of fields, Ultrasonics, editor. 1998.

13) Cleveland RO, Lifshitz DA, Connors BA, et al. In vivo pressure measurements of lithotripsy shock waves in pigs. Ultrasound Med Biol. 1998; 24: 293-306.

14) Pishchalnikov YA, Sapozhnikov OA, Bailey MR, et al. Cavitation bubble cluster activity in the breakage of kidney stones by lithotriptor shockwaves. J Endourol. 2003; 17: 435-46.

15) Matula TJ, Hilmo PR, Bailey MR, et al. In vitro sonoluminescence and sonochemistry studies with an electrohydraulic shock-wave lithotriptor. Ultrasound Med Biol. 2002; 28: 1199-207.

16) Eisenmenger W. The mechanisms of stone fragmentation in ESWL. Ultrasound Med Biol. 2001; 27: 683-93.

17) Joseph P, Mandal AK, Singh SK, et al. Computerized tomography attenuation value of renal calculus: can it predict successful fragmentation of the calculus by extracorporeal shock wave lithotripsy? A preliminary study. J Urol. 2002; 167: 1968-71.

18) Pareek G, Hedican SP, Lee FT Jr, et al. Shock wave lithotripsy success determined by skin-to-stone distance on computed tomography. Urology. 2005; 66: 941-4.

19) Mezentsev VA. Extracorporeal shock wave lithotripsy in the treatment of renal pelvicalyceal stones in morbidly obese patients. Int Braz J Urol. 2005; 31: 105-10.

20) Istanbulluoglu MO, Hoscan MB, Tekin MI, et al. Shock wave lithotripsy for distal ureteric stones: supine or prone. Urol Res. 2011; 39: 177-80.

21) Bohris C, Roosen A, Dickmann M, et al. Monitoring the coupling of the lithotripter therapy head with skin during routine shock wave lithotripsy with a surveillance camera. J Urol. 2012; 187: 157-63.

22) Preminger GM, Tiselius HG, Assimos DG, et al. American Urological Association Education and Research, Inc; European Association of Urology. 2007 Guideline for the management of ureteral calculi. Eur Urol. 2007; 52: 1610-31.

23) Skolarikos A, Laguna MP, Alivizatos G, et al. The role for active monitoring in urinary stones: a systematic review. J Endourol. 2010; 24: 923-30.

24) Hesse A, Tiselius HG, Siener R, et al. Urinary stones. Diagnosis, treatment and prevention of recurrence. 3rd ed. Karger; 2009.

25) 岡田淳志. 特集 腎・尿管結石の治療 こんなときどう対処する？（1）. I-5 ESWL の術中, 疼痛が徐々に増強してきた症例. 臨泌. 2014; 68: 413-5.

26) Bach C, Zaman F, Kachrilas S, et al. Drugs for pain management in shock wave lithotripsy. Pain Res Treat. 2011; 2011: 259426.

27) Alhashemi JA, Kaki AM. Anesthesiologist-controlled versus patient-controlled propofol sedation for shockwave lithotripsy. Can J Anesth. 2006; 53: 449-55.

28) 岡田淳志. 特集 腎・尿管結石の治療 こんなときどう対処する？（1）. I-6 ESWL の術後, 高度な被膜下血腫を認めた症例. 臨泌. 2014; 68: 415-6.

29) Wen CC, Nakada SY. Treatment selection and outcomes: renal calculi. Urol Clin North Am. 2007; 34: 409-19.

30) Dhar NB, Thornton J, Karafa MT, et al. A multivariate analysis of risk factors associated with subcapsular hematoma formation following electromagnetic shock wave lithotripsy. J Urol. 2004; 172: 2271-4.

31) Alsaikhan B, Andonian S. Shock wave lithotripsy in patients requiring anticoagulation or antiplatelet agents. Can Urol Assoc J. 2011; 5: 53-7.

〈岡田淳志〉

6-2 TUL

　経尿道的砕石術（transuretheral ureterolithotripsy: TUL）は，軟性尿管鏡による flexible-TUL（f-TUL）の治療効果の高さが報告され[1]，本邦でも施行する施設が増加している．しかし，TUL の手術適応や適切な手技と TUL が有する限界を理解していないと満足な治療結果を得るどころか，合併症に悩むことになる．本項では，TUL を安全に完遂するための要点について実臨床に沿って解説する．なお，本邦や海外の結石診療ガイドラインに記載している事項については，あえて詳細には説明しないので別に参照していただきたい．

1 治療指針

1. 治療対象

（1）結石部位

　腎から全ての尿管にわたる上部尿路結石が対象となる．このうち U3 結石は硬性尿管鏡によるrigid-TUL（r-TUL）の適応であり，腎結石と U1 結石は f-TUL の適応である．U2 結石は嵌頓の程度，介在部の尿管の状態などで r-TUL，f-TUL を適宜使い分ける．腎結石のうち下腎杯結石は，ESWL では結石消失率（stone free rate: SFR）が低いことが知られているが，f-TUL では大部分の症例で下腎杯にアプローチが可能であり SFR は高い[2]．また腎杯内に埋没し結石の一部が表面に出ているような腎杯内結石や腎杯憩室内結石もホルミウムレーザーによる粘膜小切開で砕石・除去は可能である．

（2）結石サイズ

　TUL による単独・単回治療で，満足のいく SFR が得られるのは結石長径が 20mm 前後までである．術者の技量によっては 20mm 以上の結石でも十分に治療可能であるが，初心者では 15mm 程度でも難渋することもある．結石サイズが 25mm を越えると SFR は極端に低下する[3]．そのような結石は PNL が第一選択となる．

（3）結石成分

　TUL は結石に直接砕石力を加えることができるため，ESWL が苦手とする硬い結石（シュウ酸カルシウム一水和物結石やシスチン結石など）であっても良好な治療成績が得られる．

> **SideMemo**
>
> TUL で良好な治療成績を得るためには，r-TUL と f-TUL の両方ができる環境で治療に臨んだ方がよい．レーザー装置は高価であり購入には二の足を踏む．しかし，最近では結石治療に特化した 20〜30W 程度の低出力で比較的安価なレーザー装置が入手可能である．

> **SideMemo**
>
> 従来の結石関連のガイドラインでは，結石サイズの表記は結石長径であり，治療方法の選択も長径を基準に考えられている．しかし，長径は真の結石量を反映しておらず，同一の長径であっても体積は異なるため，治療方針や治療成績に関する議論がかみ合わないことがままある．このような問題を解決するため，2015 年に日本泌尿器内視鏡学会から新たな尿路結石治療評価基準が提案され，結石体積によるサイズ表記が推奨されている[4]．

2 術前術後の注意点

1. 術前の結石評価と尿路評価

　術前には治療対象となる結石の評価（部位，個数，大きさ，形態）と尿路の評価（水腎症，尿管屈曲や嵌頓の程度など）が必要である．評価方法として，KUB，排泄性尿路造影（IVP・DIP），超音波検査，単純CT（NCCT）があるが，最も有用なのはNCCTであり他の検査と比較して高い精度で評価が可能である．一方，CTで懸念されるのは被曝量であり，可能な限り放射線量を下げたlow-dose条件での撮影が推奨されている．low-dose CTであればKUB数枚分での線量で診断に足る画像が得られるが，肥満患者（BMI 30以上）では満足のいく画像が得られない場合がある．

2. 術前の尿路感染症評価

　術前の尿検査，尿培養検査は必須である．膿尿，細菌尿が存在した状態でTULをすると術後に有熱性尿路感染症（febrile UTI: f-UTI）の発症リスクが高まる[5]．尿検査，尿培養検査が陽性の場合には，必ず術前に感受性のある抗菌薬で治療し，除菌を確認してTULを行う．臨時手術でTULをする場合には，術前の尿培養検査が間に合わないため要注意である．また感染結石が疑われる場合にも術後f-UTIに注意が必要である．術前尿培養検査でウレアーゼ産生菌（Proteus mirabilisなど）を認める場合や急速に増大した結石は感染結石の可能性がある．術中の結石の細菌培養検査が，術後f-UTIの抗菌加療の際に有用であるとする報告がある．

　術前に発症した結石性腎盂腎炎に対しては，抗菌剤治療だけの保存的治療か，尿管ステントや腎瘻による積極的ドレナージを併用するかの判断が重要である．感染の重症化を避けるためには，早期にドレナージを施行する方が良い場合が多い．

3. 術後評価

　残石，尿路通過障害，腎機能障害の有無を確認する．結石の治療成績というと砕石効果，残石の有無に目がいきがちだが，結石治療の本来の目的は，結石を除去することによる症状の改善と尿路通過障害，腎機能障害の改善・回復にある．TUL後に疼痛を伴わず画像検査で閉塞（水腎症）を認めることがあり，これをsilent obstructionと呼んでいる[6]．本邦の検討ではTULの術後5%程度に認めるとされ，放置した場合には患側腎機能に影響する．術前評価と同様に術後評価でも，NCCTが正確で簡便な方法である．当院で行っているTUL術後の経過観察の流れを示すので参考にしていただきたい（図6-7）．

> **エキスパートのポイント**
>
> IVP・DIPは，CTが普及するまでは泌尿器科の画像診断方法として広く行われていた．しかし，先述のようにNCCTと比較して結石や破砕片の評価の精度は劣る．また腎機能低下時には造影剤は使用できず，患側腎機能が低下している場合や嵌頓結石による通過障害が強いと描出が不良となり，形態の有益な情報は得られない．さらに造影剤アレルギー，アナフィラキシーショックのリスクやルート確保，長い検査時間，複数回のKUB撮影による被曝量などを考慮し，我々はルーチンには行っていない．

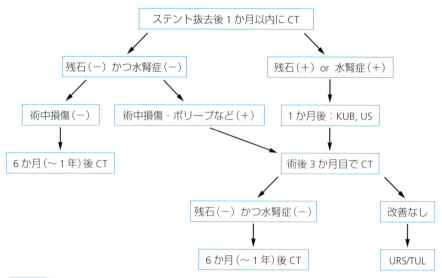

図 6-7　TUL の術後経過観察の流れ

> **エキスパートのポイント**
>
> TUL の術中に尿管のダメージや介在部のポリープ形成など有意な所見がなく，尿路通過障害を起こしそうな残石がない場合，ステント抜去後 1 か月目で水腎症がなければ silent obstruction を起こすことはまずない．一方，術後 1 か月目に水腎症が残存している場合には，少なくとも 3 か月は残石や尿管狭窄の有無について経過観察しなければならない．

3　使用機器と手術手技

1．使用機器

　TUL の際に使用する機器・デバイスは多岐にわたる．これらの選択は各施設における TUL の方法によって若干異なるだろう．参考までに当院での使用機器・デバイスを紹介する（表 6-1）．

2．使用機器・デバイスを選択する際のポイント

- 硬性尿管鏡：細径のものを使用する（先端 6〜7Fr 台）．先端の形状は問わない．
- 軟性尿管鏡：細径のものでシャフトが硬すぎないものを使用する．細いアクセスシース（内径 9.5Fr）が使用できないものがある．初心者は破損しやすいので高価なものは避けた方が無難．
- ガイドワイヤー：先端だけが親水性でストレートのものが使用しやすい．挿入困難時にはより軟らかく全長が親水性で先端がアングルのものを使用する．
- レーザーファイバー：太さが同じ 200μm の表記であっても，メーカーによって実際の太さやしなり具合は異なる．下腎杯へアプローチする際には可能な限り細径で軟性鏡の屈曲を妨げないものを選択する．
- 尿管アクセスシース：径，長さの組み合わせで複数を用意する必要がある．尿管内腔の条件によって外径 11.5Fr から 16Fr を使い分ける．

表 6-1 当院における TUL 使用機器・デバイス

硬性尿管鏡	OES pro WA29040A（先端 6.4Fr）
軟性尿管鏡	Flex-X$_2$
ガイドワイヤー	センサー/トルネード（ストレート：φ0.038） ラジフォーカス（アングル/ストレート：φ0.038）
アクセスシース	Flexor（外径φ11.5，14，16Fr/長さ 28cm，35cm）
バスケット	N-Circle（1.5Fr）
尿管ステント	Polaris Loop/Ultra（6Fr 22，24，26cm） Inlay Optima（6Fr 24，26cm）
ホルミウムレーザー	Versa Pulse Power Suite（100W）
レーザーファイバー	Slimline φ200μm/ENDOBEAM φ200μm
録画装置	TEAC UR-4MD
その他	ポートシール，SAPS，M アーム

- バスケット鉗子：細径（1.5Fr），nithinol 製，tipless のものが扱いやすい．バスケットの形状はシンプルなものが抽石時に内視鏡操作と連動しやすい．
- その他：f-TUL で術者自身がバスケット操作をする場合にはバスケットホルダーを使用する．ポートシールは灌流液の漏れを減少させ，ファイバーやバスケット鉗子の出し入れを容易にし，ファイバーを固定できるという利点がある．

3. 麻酔

TUL における麻酔は，全身麻酔，脊椎麻酔，硬膜外麻酔のいずれでも施行可能である．

全身麻酔（通常はラリンゲルマスクを使用）であれば，術後尿道カテーテルの留置は不要であり，手術当日から早期に離床可能である．脊椎麻酔・硬膜外麻酔で施行する場合には，T 領域から S 領域までの麻酔が必要である．通常 T8 レベル以下の麻酔レベルを目標とするが，臨床的には腎盂内圧の上昇や臓器の牽引，腹膜刺激症状などで T5 までの麻酔レベルが必要なことが多い．硬膜外麻酔ではチュービングにより術後疼痛に対応可能という利点がある．硬膜外麻酔の具体的な方法は論文を参照していただきたい[7]．

➤ エキスパートのポイント ≫≫

軟性尿管鏡は壊れやすいとよく聞く．しかしそれは真実ではないだろう．軟性鏡が破損しやすい状況は，①無理なレバー操作で軟性鏡内のワイヤーが伸びる，②無理な passive deflexion によりシャフトが損傷する，③嵌頓結石を軟性鏡の先端で押すなどして無理な力をかけ active deflexion 部のつなぎ目で破損する，④軟性鏡を屈曲させた状態でファイバーやワイヤーを挿入しワーキングチャンネルを損傷する，⑤尿管壁やシースと軟性鏡の間隙に砕石片が詰まり無理に抜去しようとして軟性鏡の被膜が損傷する，⑥レーザー先端が砕石時に軟性鏡に戻ってしまい miss fire する，などであろう（図 6-8）．いずれの状況も意識すれば防げるものであり，術者が理解していなければすぐ壊れるのは当然である．適切に使用すれば年間 300 件以上の TUL をしても，せいぜい 1 回の交換で済む．

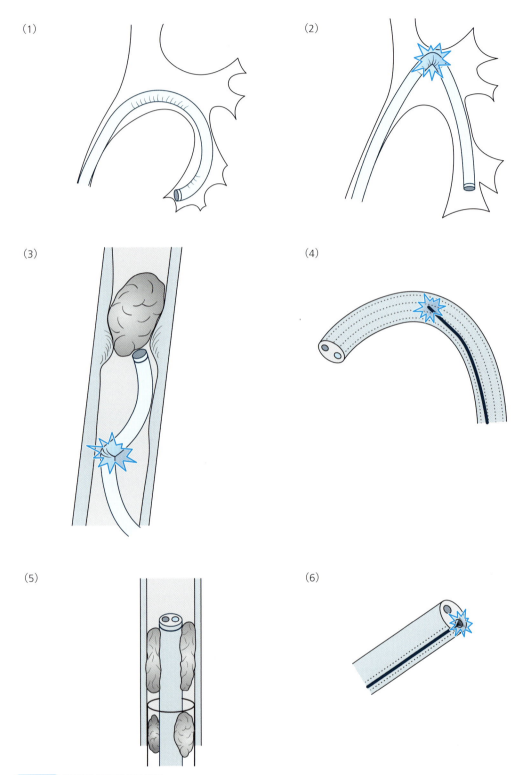

図 6-8 軟性鏡が破損する状況
(1) 無理なレバー操作で軟性鏡のワイヤーが伸びる，(2) 急峻な passive deflexion でシャフトが損傷する，(3) 結石を無理に押して active deflexion 部のつなぎ目で破損する，(4) 屈曲した状態でワイヤーなどを挿入しワーキングチャンネルを損傷する，(5) 尿管壁・シースと軟性鏡の隙間に砕石片が詰まり軟性鏡の被膜が損傷する，(6) レーザー先端が軟性鏡内に戻って miss fire する．

4. TUL の実際の手術手技

TUL の手技の流れを説明する.

(1) ワーキングワイヤーの挿入

膀胱鏡または硬性尿管鏡で尿管口にガイドワイヤーを挿入する. ワイヤー挿入の目的は, 硬性鏡の挿入を容易にするためである. したがってワイヤーがなくても挿入できそうなら, 直接硬性鏡を挿入しても問題ない.

(2) 硬性尿管鏡挿入

ワーキングワイヤーに沿って硬性鏡を挿入する. 尿管口から壁内尿管は生理的狭窄部位であり, 挿入の際に抵抗がないことの方が稀である. また下部尿管は三次元的カーブを有しており尿管壁をこすらないように挿入しなければならない. 硬性鏡のワーキングチャンネルは内視鏡の中央にはないため, 内視鏡と見えていない尿管壁が接触し損傷する可能性がある. 尿管口の越え方の要点は, ①ガイドワイヤーを尿管口の一方向に偏在させ尿管口を広げ, ②尿管口の形態と硬性鏡の先端形状を, "鍵と鍵穴"のように合わせるような意識で挿入する. 尿管口を越えても壁内尿管は生理的狭窄があり, 硬性鏡の3つの基本操作(角度をつける, 回転, 挿入)を適宜組み合わせながら上方に進めていく. 強い抵抗感があり内視鏡が挿入できない場合には, 尿管ステントを留置して終了する. 約2週間程度留置すると生理的狭窄や廃用性狭窄は拡張され(passive dilation), TUL が可能となる.

(3) r-TUL での砕石・抽石

硬性鏡で結石に正対が可能であればr-TULを行う. 注意点は嵌頓結石の場合, 砕石の途中で結石に正対できなくなることがあり, 無理に砕石しようとすると尿管粘膜にレーザー等が当たり損傷する危険がある. 先述のように, r-TUL で自由度が足りない場合には, f-TULにした方が無理なく治療できることが多い. 抽石は毎回体外に砕石片を出すと尿道のダメージが生じやすく時間もかかるため, 膀胱内に砕石片を落とすようにする. 一度硬性鏡を尿管内に挿入すると, 尿管口への再挿入はほとんどの場合容易となる.

> **PITFALL**
>
> ①何が何でも結石の脇にワイヤーを通す必要はない. 結石介在部では粘膜にワイヤーが当たりやすく, 粘膜は脆弱となっており容易にワイヤーによる粘膜穿刺が起こる. どうしても結石の脇に通したいなら, 直視下で確認して留置する.
>
> ②ワイヤーを腎内まで留置しない. ワイヤーによる腎盂粘膜や腎杯損傷による出血で腎内の観察ができず腎結石に対する TUL が不可能となることがある. 予防のためには, ワイヤーの先端は上部尿管にとどめておく. 硬性鏡やアクセスシースの挿入で否が応でもワイヤー先端は上がるからである.

エキスパートのポイント

尿管鏡やシースの外側に留置するセーフティワイヤーは必要か[8]. セーフティワイヤーの目的は, ①屈曲尿管を直線化する, ②尿管の連続性を確保し, 尿管損傷や尿管断裂を起こした場合にステント留置が可能, という2点である. 忘れてならないのは, セーフティワイヤーを留置しても尿管損傷や尿管断裂は予防できないことである. ワイヤーの存在は尿管内腔を狭くし, 尿管鏡操作に影響する. またレーザーの誤照射で断裂することもある. セーフティワイヤーに依存しない愛護的な操作が TUL においては最も要求される.

（4）尿管アクセスシース挿入

硬性鏡で下部尿管に結石がないことを確認し，尿管内腔の所見と硬性鏡を挿入した感触によって，シース留置の可否，シース径の決定をする．通常は外径14Frのシースを使用し，尿管が細く"tight"だと感じた場合には，細径の11.5Frを使用する．結石が大きい場合には外径16Frを使用した方が抽石の効率は上がるが，下部尿管が十分に拡張していないと尿管損傷を起こしやすい．またシース先端から結石までの尿管の状態（屈曲，狭窄など）によっては太いシースを留置するメリットは減少する．細径シースが挿入できない場合には，シースレスで軟性尿管鏡を挿入する．シースの長さは女性28cm，男性35cmとしている．

（5）軟性尿管鏡挿入

シース内に軟性鏡を挿入し結石までアプローチする．この際，軟性鏡の3つの基本操作（出し入れ，回転，アングル）をそれぞれ別個ではなく組み合わせることが操作のポイントである[9]．軟性鏡操作が不適切だと軟性鏡が短命に終わることは先述した．腎内での操作では腎盂を起点とし各腎杯へアプローチすることを心がける．この利点は，効率的で見逃しの少ない観察が可能となるだけでなく，内視鏡の位置をいちいち透視で確認することが減り，患者と治療者の被曝量低減にも役立つ．

（6）砕石と抽石

砕石と抽石は，おのおの別個の操作ではなく密接に関連した一連のものとして考えなければならない．砕石と抽石に影響する因子は，①結石の性状（大きさ，個数，硬さ，構造），②結石介在部の状態（嵌頓の状態，ポリープ・浮腫，介在部狭窄），③介在部以外の尿管の状態（高度水腎症による屈曲，生理的・廃用性狭窄，内視鏡の通過性），④シース径，⑤術者の技量である．エキスパートであっても，TULの手技

SideMemo

TULができずステント留置となる割合は2%程度である．統計学的根拠はないが，筋肉質や体格の良い比較的若い（20～40歳代）男性では，生理的狭窄や廃用性狭窄の割合が高い印象をもつ．

PITFALL

硬性鏡の破損は，そのほとんどはU1以上の位置にある結石を治療しようとして生じる．この部位で無理に結石に正対しようとすると，骨盤部（仙骨）が起点となり同部で尿管鏡の屈曲や破損が生じる．上部尿管の観察時には硬性鏡への力のかかり具合を常に意識し，無理に上方に硬性鏡を挿入しないことが重要である．

SideMemo

UPJまで届く長いシースは（40cm以上）は，①軟性鏡の持つせっかくのdeflexion性能が発揮できない，②灌流が良すぎて腎内の広がりが悪くやりづらい，という理由で使用していない．しかし灌流によって細かい砕石片を洗い流したい時などには有用であるかもしれない．

エキスパートのポイント

尿管鏡の挿入が困難な場合，尿管拡張や尿管口拡張はしていない．先端が6～7Fr台の"細径"硬性鏡が挿入できないということは，換言すると相当な狭窄があるということである．このような狭窄尿管を拡張した場合には種々の程度の尿管損傷を起こし晩期の尿管狭窄発症のリスクがある．ステント留置で終了した場合には二期的手術となるデメリットはあるが，術後の尿管狭窄を経験したことはない．

エキスパートのポイント

シースの挿入時は透視を併用するが，基本的には手の"感触"を頼りに行う．その感触そのものを教えることは非常に難しい．手に感触が宿るまで経験を積むしかないがあえて言葉にすれば，尿管口を越えた後は，挿入時の抵抗は"ほとんど"ないのが正解．途中で抵抗を感じ進まなくなった場合には，初心者はワンサイズ細いシースにしてみることをお勧めする．シースを細くして抵抗なく挿入できるのなら，そのサイズが至適ということになる．力を加えないと進まないほどの抵抗力は，程度の差こそあれ尿管損傷を起こす力に変わる．抵抗を感じたら挿入を躊躇するというのが，シース挿入における正しい態度だと思う．

のうち，最も手間のかかる操作は抽石である．可能な限り抽石の回数を減らすことを優先に考える．心がけることは"大きい結石は小さく，小さい結石は大きく"砕石することである（図6-9）．①大きい結石は砕石時にあまり動かないので粉状・砂状に砕石する，いわゆるdustingをやりやすい．表面を削ぐように砕石し，最後に小さくなって残存した結石をブロック状に砕石しこれを抽石する．②小さい結石は動きやすくdustingしにくいため，抽石にちょうど良い大きさに砕石し抽石の回数を減らす．また砕石片を作成する時は，シース径と尿管径に合わせることに配慮する．太いシースを留置したのに小さく砕石したのでは効率が悪い．

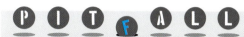

シースから出る際に尿管壁にぶつかってしまう場合には，シースによって尿管がたわんでいることが多く，シースを少し引き抜くと挿入できる．また，尿管が屈曲している場合には，①ワイヤーの挿入によって直線化する・セーフティワイヤーを留置する，②ワイヤーと軟性鏡の同時引き下げ操作による屈曲解除といった対処法がある[10]．また，術前に腎瘻を留置しておくと水腎症の改善により屈曲が解除され挿入しやすくなる．術中，屈曲を越えられなければ尿管ステントを留置して2週間後に再手術するか，順行性アプローチを考慮する．

（7）残石・シース損傷有無を確認

r-TUL，f-TULのどちらも，砕石・抽石操作が終了したら残石の有無と尿管のダメージの有無を評価する．f-TULではアクセスシースによる損傷がないか特に注意しなければならない．この確認作業は，尿管ステントを留置するか，留置期間をどうするか決定する際の重要な因子となるため必ず行う．尿管損傷の分類に決まったものはないが，当院では以下の分類を使用している[11]．(Grade 0：損傷なし，または点状出血，Grade 1：粘膜のみの損傷（erosion），Grade 2：筋層が見える損傷（脂肪は見えない），Grade 3：脂肪が見える損傷（外膜の損傷），Grade 4：尿管断裂)

エキスパートのポイント

バスケット鉗子の開閉操作を誰が行うのかしばしば議論になる．抽石操作の要点は，内視鏡操作とバスケット操作を協調させることにある．抽石はバスケットの開閉で結石を"捕まえにいく"のではなく，内視鏡の操作によってバスケット内に結石を"入れる"感覚に近いと思っている．助手がバスケット操作を行うと内視鏡操作との連動は困難となり時間がかかる．また助手のバスケット操作の技量が治療成績に直接影響することも懸念される．助手が代わると上手くいかないというようなことが生じるのではないだろうか．これらの理由から，適切な内視鏡操作ができるならr-TUL，f-TULのいずれでも抽石は術者自身が行った方が良いと考える．

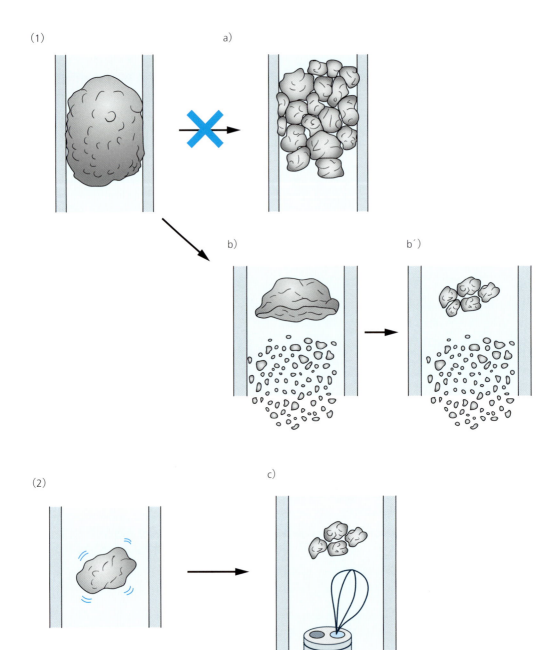

図6-9 結石の大きさによる砕石方法の違い
(1) 大きな結石の場合: a) 大きな砕石片を作るとさらに小さく砕石したり抽石したりするのに時間を要する.
　　　　　　　　　　b) 大部分を砂状・粉状に砕石し,残りを抽石にちょうど良い大きさに砕石する.
(2) 小さな結石は,細かく砕石しすぎないで抽石にちょうど良い砕石片を作る.

> ### エキスパートのポイント
>
> f-TUL でシースを使用した場合でも全例にはステント留置は必要ないと思う．ただしシースを留置すると明らかな損傷がなくても，一時的に尿管口の浮腫が生じ術直後の疝痛発作が起きる場合がある．必要最低限の短期間の留置が無難であろう（1〜3 日程度）．

(8) 尿管ステント留置

TUL 後の尿管ステントが必要かどうかは，術後に尿管閉塞が起こるか否かがポイントとなる[12]．考慮しなければならないのは尿路のダメージ，残石量，f-UTI のリスクである．TUL 後の安易なステント留置は患者の QOL を損ない，TUL そのものの評価を下げてしまいかねない．"まず留置ありき"の考えを捨て，個々の症例の状態や術者の技量，術中の経過などから留置の是非を判断するようにしたい．

留置した方が良い状況は，①膿尿，感染結石を疑う，②尿管損傷，③嵌頓結石（強度の浮腫，ポリープ形成），④残石が多い・stone street 形成のリスク，⑤強度の血尿，⑥シース使用時である．これらに該当しない場合には原則的にはステント留置は不要である．r-TUL ではステント留置が不要な場合が多い．尿管損傷時の留置期間は明確な基準はないが，損傷の程度によって 2〜4 週間以上の留置が必要なことが多い．ステント留置時には，刺激症状を少なくするために体格（尿管長）にあった長さのステントを選択する．このため，あらかじめ複数の長さを常備する必要がある．1 週間以内の留置の場合には，膀胱鏡による抜去を回避するため，ステント遠位の糸を体外に出しておくとよい（不慮のステント抜去には注意）．

5. TUL が難しい症例

TUL の単独治療が難しい症例は，① 20mm 以上の結石，②下腎杯結石，③U2 結石，④嵌頓結石，⑤感染結石，⑥高度屈曲尿管，高度水腎症，⑦解剖学的異常（馬蹄腎・腎回転異常など），⑧尿路変更後，⑨移植腎・尿管膀胱新吻合後，⑩順行性アプローチなどが挙げられる．これらの症例の特徴は，①結石に正対が困難，② SFR が低い，③軟性鏡操作が困難，④内視鏡破損の高リスク，⑤合併症の発症の高リスクである．事前準備（抗菌治療，腎瘻留置など）や TUL 以外の方法（PNL）も積極的に考慮する．大きな結石で手術が長時間となることが予想される場合には，意図的に二期的手術としてもよい．1 回目の治療では十分に砕石を行いあまり抽石はしない．2 回目の治療までの期間に小さな砕石片は排石され，2 回目の TUL で残存した砕石片を抽石する．

6. TUL の合併症

TUL の主な合併症は，術中合併症として尿路損傷，出血，内視鏡損傷など，術後早期合併症として f-UTI・敗血症など，晩期合併症として尿管狭窄などが挙げられる．

(1) 尿路損傷

尿路の損傷が生じるのは，①ガイドワイヤー挿入時，②尿管鏡挿入時，③シース挿入時，④レーザーの miss shot，⑤バスケット嵌頓時であり（図 6-10），TUL 手技の全ての過程においてリスクがある．特に尿管の高度損傷を起こしやすいのは，シース挿入時とバスケット嵌頓時である．シース挿入時の注意点は先述した通りである．バスケットが嵌頓した場合，絶対にそれ以上引かないことが尿管断裂を起こさないために最も重要なことである．内視鏡の操作で嵌頓を解除できない場合には，レーザーで砕石するかバスケットのワイヤーを切って解除する方法が簡便である．具体

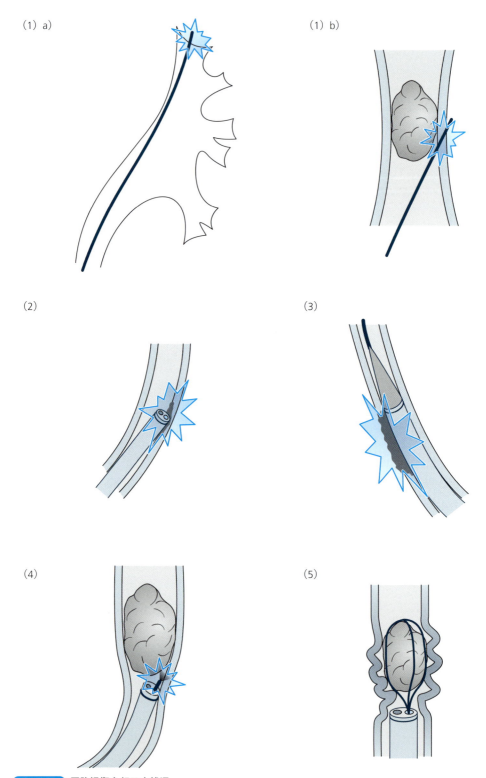

図 6-10　尿路損傷を起こす状況
（1）ガイドワイヤーによる損傷，（2）尿管鏡による損傷，（3）シースによる損傷，（4）レーザーの miss shot による損傷，（5）バスケットの嵌頓による損傷

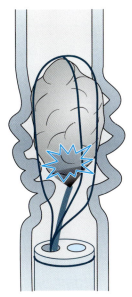

図6-11 バスケット嵌頓の解除方法
バスケットを全開にし，結石の真ん中を少しずつ砕石するとワイヤーを切らずに嵌頓を解除できる．

的には，①内視鏡のワーキングチャンネルに$\phi 200\mu m$以下のファイバーを挿入する（バスケットとの同時挿入が可能な組み合わせは軟性鏡の場合にはバスケット径1.5Fr，ファイバー径$200\mu m$である）．②バスケットを全開に，結石にだけ（結石の中央）にレーザーを当て砕石し，バスケットを切らずに嵌頓を解除する（図6-11）．砕石が難しければバスケットのワイヤーを1本切って（複数切るとワイヤーが残存することがある）バスケットを嵌頓部から外し，残存した結石を砕石する．

(2) 有熱性尿路感染症（f-UTI）

f-UTIの発症頻度は1〜10%前後，敗血症への進展は0.3〜1%前後とされる．術後感染症を予防するポイントは，時短，除菌，除圧である．

- 時短：90分を越えると合併症の発症が増加し，特に手術件数が少ない施設での発症が多いとの報告がある[13]．TULに不慣れな場合にはf-UTIの予防のため手術時間を事前に設定すること

エキスパートのポイント

個人的にはU2の嵌頓結石が最も難しいと思っている．この場所の治療では選択肢が多数あり，r-TUL/f-TULの選択，シース使用の有無，レーザー/リソクラストの選択を嵌頓の状態，結石の見え方などで判断しなければならない．r-TULでは結石に正対できず，結石の一定方向にしか砕石できないことが多い．シースは尿管内に挿入する長さが短く抜けやすい．だからといって結石ギリギリまでシースを留置すると灌流のバックフローが良すぎて，粘膜内に埋没している結石の確認が困難となる．そのような場合には，シースを留置せず，f-TULでなるべく早く意図的に結石をpush backさせ，その後シースを留置して通常のTULを行うようにしている．

また，どの部位にあっても嵌頓結石に対する治療は難しい．結石がかろうじて見える程度の高度浮腫やポリープの多発形成，結石介在部の狭窄，手前の屈曲など治療を困難にする要素がてんこ盛りである．もともと状態の良くない介在部にさらにダメージを加えることは術後の狭窄発症にもつながり，可能な限り尿管粘膜を損傷しないように砕石しなければならない．嵌頓結石では逆行性アプローチが困難でも順行性に軟性尿管鏡を挿入するとあっさり結石が見えることもある．

6 ● 侵襲的（積極的）治療

> ## エキスパートのポイント
>
> 長期嵌頓部での術後狭窄は避けられないこともある．しかし結石介在部以外での尿管狭窄は，術者が新規に病気を"作っている"ことに他ならない．狭窄を発症した場合には自己の手技をもう一度見直すぐらいの気持ちが必要である．

も必要である．我々は60分を基準にしている．手術時間を短くするためのポイントについては砕石・抽石の項目で述べた通りである．

- 除菌：先述のように術前の除菌は必須である．また尿管鏡を挿入して時点で尿混濁・膿尿を認める場合には，TULをせずにステント留置で終了する判断も必要であり，特に感染結石が疑われる場合には細心の注意を払う．
- 除圧：術中は腎盂内圧を常に念頭に置く．内圧を上げないためのポイントは，①シースを使用する（r-TULでなくf-TULにする），②シースからの灌流液のバックフローに敏感になる，③バックフローが悪い場合には，腎内にたまった灌流液を適宜抜く，④高度水腎症，結石性腎盂腎炎，感染結石では事前に腎瘻を留置する，などが挙げられる．灌流システムが助手（SAPSなど），術者（Peditrolなど），自動設定（UROMAT EASIなど）のいずれであっても上記ポイントは本質的に変わらない．

（3）尿管狭窄

術後晩期における尿管狭窄の発症は，0.1～1％前後に認められる．狭窄の発症は術中の尿管損傷と密接に関連する．先述したような尿路損傷時に加えて，長期嵌頓やポリープを形成している介在部は，結石を除去しても治癒過程で瘢痕化し狭窄となる場合がある．また嵌頓部に小さな砕石片が残存し治癒過程で炎症性肉芽腫を形成することもある．このような場合には，ステントの留置期間や経過観察期間を厳密に設定しなければならず，先述したsilent obstructionの状態を見逃さないことが重要である．

【症例提示】

両側多発腎結石に対するTULによる一期的治療例を提示する（図6-12）．

56歳男性．たびたび尿管に結石が嵌頓し結石性腎盂腎炎を発症する．

画像検査

NCCT：右腎結石12個，左腎結石7個，結石体積：右$1.21cm^3$，左$1.81cm^3$，計$3.02cm^3$，最大結石長径9.7mm

手術

両側f-TUL（全身麻酔：ラリンゲルマスク）施行．結石は硬く比較的小さいため，ブロック状の砕石片となるように砕石し抽石した．手術時間96分，透視10.1秒（2.55mGy：パルス波使用）

使用デバイス

Flex-X$_2$，外径16Fr Flexor 35cm，N-Circle，Slimline $\phi 200\mu m$+ENDOBEAM $\phi 200\mu m$

術後

術後5日目で両側ステント抜去．入院期間6日間．術後20日目にlow-dose NCCT：右腎に$0.0069cm^3$（長径2.2mm），左腎に$0.022cm^3$（長径3.4mm）の残石（残石率0.95％）．水腎症なし

【治療前 CT】

右腎

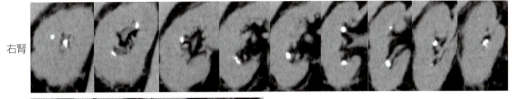

左腎

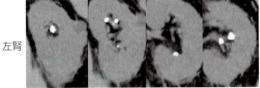

【治療後 CT】

右腎　左腎

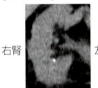

【抽石した結石】

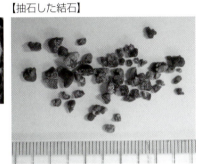

図 6-12 症例提示

結石成分
シュウ酸カルシウム一水和物 98％以上

ポイント
ESWL や PNL では短期間での stone free は得られず侵襲も高いだろう．入院期間，手術時間，全治療期間を考慮すると TUL が最も有効と考える．

おわりに
TUL は機器・デバイスの選択，結石の性状，尿管の状態，術者の技術で難易度はいかようにも変化する．TUL の持つ利点と限界を熟知し，自己の技術と知識の"引き出し"を増やし治療戦略を練ることが，患者にとって最善の治療に繋がると考える．

【文献】
1) 三浦浩康．新世代軟性腎盂尿管鏡を使用した TUL．Jpn J Endourol ESWL. 2008; 21: 72-7.
2) Inoue T, Murota T, Okada S, et al. Influence of pelvicaliceal anatomy on stone clearance after flexible ureteroscopy and holmium laser lithotripsy for large renal stones. J Endourol. 2015; 29: 998-1005.
3) 加藤祐司，岡田真介，工藤大輔，他．尿路結石の治療戦略・f-TUL か PNL か？　その適応について．3．腎結石に対する f-TUL の手術適応を考える．泌外．2012; 25（臨）: 1073-4.

4) 山口秋人, 東　義人, 麦谷荘一, 他. 我々が提案する新たな尿路結石治療の評価基準. Jpn J Endourol. 2015; 28: 17-20.

5) 志賀直樹, 小森ひろか, 梨井隼菱, 他. 軟性腎盂尿管鏡下経尿道的砕石術（f-TUL）における術後感染低減への取り組み. Jpn J Endourol. 2013; 26: 294-9.

6) 麦谷荘一. 従来の評価基準の問題点・改善点の指摘—主に結石治療後の尿路閉塞解除の評価について. Jpn J Endourol. 2015; 28: 13-6.

7) 岡田真介, 窪田　武, 三浦浩康. 腎・尿管結石の治療: こんなときどう対処する？（2）経尿道的尿管砕石術（TUL）III-8, TUL の術中, 腰背部痛の激痛を訴えた症例. 臨泌. 2014; 68: 486-8.

8) 藤田雅一郎, 伊波　恵, 加藤祐司, 他. f-TUL において safety guide wire は全例に必要か. Jpn J Endourol. 2015; 28: 100-4.

9) 加藤祐司, 伊波　恵, 工藤大輔, 他. Scope Trainer を用いた f-TUL のトレーニング. Audio-Visual Journal of JUA. 2013; 19: 19-20.

10) 三浦浩康, 伊波　恵, 加藤祐司, 他. TUL 時における屈曲尿管への対処法. 泌外. 2012; 25: 1513-6.

11) Traxer O, Thomas A. Prospective evaluation and classification of ureteral wall injuries resulting from insertion of a ureteral access sheath during retrograde intrarenal surgery. J Urol. 2013; 189: 580-4.

12) 加藤祐司, 伊波　恵, 藤田雅一郎, 他. 腎・尿管結石の治療—こんなときどう対処する？（2）. 経尿道的尿管砕石術（TUL）III-1, 術後の尿管ステント留置を検討している症例. 臨泌. 2014; 68: 466-7.

13) Sugihara T, Yasunaga H, Horiguchi H, et al. A nomogram predicting severe adverse events after ureteroscopic lithotripsy: 12372 patients in a Japanese national series. BJU Int. 2013; 111: 459-66.

〈加藤祐司〉

6-3 PNL

1 特徴

　経皮的腎砕石術（percutaneous nephrolithotripsy: P(C)NL）は，2002年版尿路結石診療ガイドラインで，長径20mm以上の腎結石では第一選択とされ，改訂された2013年版では10～20mmの腎結石であっても選択肢の一つとされている（図6-13）．しかしながら，2005年以降の軟性尿管鏡による経尿道的砕石術（以下，f-TUL）の普及に伴い，実臨床ではかえって適応が狭くなっている印象がある．2008年全国の体外衝撃波砕石装置を有する約900の施設にお願いしたアンケート調査[1]では，358施設から回答をいただいたが，38.9％の施設でPNLを実施しておらず，また年5例以上の実施施設は，わずか87施設であった．また実施施設においても，PNLの適応をガイドライン通り20mm以上としたのは30.3％で，30mm以上51.3％，50mm以上17.1％とガイドラインより狭い適応とされていた．逆に実施していない施設では，35.0％で実施施設に紹介されていたが，32.2％で他の治療法で対処されていたり，24.5％でPNLの必要な症例がないと回答されており，1/3から1/2のPNL適応症例が他の治療法を選択されていると推測された．

　PNLを実施しないのは，適応症例が少なく設備・機器を揃えていないための施設もあるが，侵襲・合併症のリスクや患者の拒否，あるいは術者の不慣れが挙げられている．

　PNLは本来，体表から結石までの距離が短く，経路が比較的太いため，操作性は良好で，10mmの砕石片でも容易に抽石可能である．したがって大きな結石では手術時間を短くできる特性がある．また灌流液の排液が良好に維持できることが多く，術中術後を通して腎盂内圧を低圧に保てるため，敗血症のリスクも高くはない．明確な比較対照試験はないがf-TULと比べ侵襲が高いとは言えない面がある．一方，トラクトによる腎皮質障害は程度は様々であるが存在し，また小動脈損傷による皮質梗塞や術中術後出血のリスクもある．術中出血による凝血塊で排液不良になれ

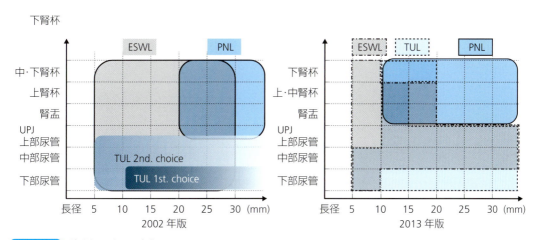

図6-13　ガイドラインの変化
尿路結石症診療ガイドライン2013年版は，f-TULが普及してきたことを踏まえ，TULがESWLと同等の選択肢とされる結石が増えている．また，ESWLは排石し難い下腎杯や大きめの結石で適応から外されている．

ば灌流液は容易に血管系に入り，菌血症や灌流液によっては低 Na 血症を起こしうる．また，腎盂腎杯系は複雑で，硬性鏡での全腎杯到達は困難なことが多く，残石の原因となったり，無理をすれば皮質裂傷を惹起する．

このように多彩な合併症のリスクがあるわりに，共通する手技の手術は少なく，前述の通り対象症例が多くないため泌尿器科医の経験数も限られ，アンケートで見られたように手術実施がためらわれる傾向にある．

しかしながら，他の治療法で得られないメリットもあるので，メリットを最大限享受できる症例の選択とデメリットを最小限にするためにリスク軽減策，さらにトラブル発生時の解決方法を十分に理解しておく必要がある．

2 適応

まず，完全サンゴ状結石をはじめとする大きな結石は，その抽石効率の高さから PNL の良い適応である．他の治療法に比べ手術時間を短縮でき，また治療回数も 1 回で十分であることが多い．他の治療法では複数回の治療や治療時間の延長により，手術効果が期待できないばかりか，侵襲・合併症が増えてしまう可能性が高い．

また，トラクトからのドレナージが良好であるため，菌血症のリスクが低減され，また術後も腎盂ドレナージを維持しやすいため有熱性尿路感染症の遷延を回避できるため，感染結石も非常に良い適応である．

ESWL をはじめとする他の治療法では砕石片が小さくなっても残留しやすく，自排石を待つ必要があるが，ADL 不良の症例では体動が少ないため排石が起こりにくく，廃用性萎縮に伴う骨粗鬆症のため高 Ca 尿症であることとも相まって再発のリスクが高くなる．その点抽石の容易な PNL にはメリットがある．

砕石位を取りにくい大腿骨頸部骨折などの股関節疾患症例では，PNL は TUL に比べ砕石位の必要性は低くメリットがあるが，実際には TUL も尿管アクセスシースを用いることで，変形砕石位で十分実施可能であることが多い．神経疾患などによる股関節の拘縮の症例では，上肢も拘縮していることが多く，PNL のために腹臥位などが取りにくい．側臥位を含め術前によく検討しておく必要がある．

尿路変更後は PNL の比較的良い適応である．新膀胱や回腸導管は逆行性到達は困難であることが多く，また吻合部狭窄やストマ狭窄のある症例では ESWL 後の排石も期待しにくいためである．ただし水腎症のない症例は高い技術を必要とする．

一方，禁忌は出血傾向をコントロールできない症例と脊椎の変形や消化管の回り込みによってトラクトを作る経路を確保できない症例である．馬蹄鉄腎はトラクト作成には問題とならない場合が多い．また，単腎症例は適応を慎重に検討すべきである．

3 穿刺ライン

さて，トラクト作成はこの手術の成否を握る最も重要なステップである．その場合に穿刺腎杯をどこにするか，どの方向から，つまりどこを穿刺開始点にするかが，この手術の成果や合併症のほとんどを決するといっても過言ではない．

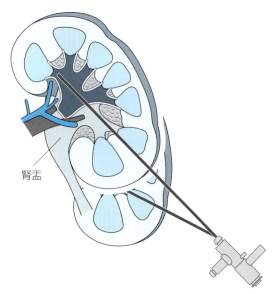

図 6-14 穿刺ラインの図（腎臓のローテーション）
多くの腎杯に到達するためには，水平面で腎の長軸の延長上にトラクトを作ると良いように思うが，実際は，腸腰筋辺縁や腎血管に制限されて回転しながら上下に動くため，トラクトは腎の長軸に対し少し角度をつけておく必要がある．また，長軸上にトラクトを作ると，垂直面ではかなりの角度がつき上腎杯には到達できない．その点からも側方からの到達が良い．

　まず，多くの腎杯に到達できる経路は，どこか．硬性鏡を用いる PNL では，穿刺した腎杯の背側あるいは外側に位置する腎杯（下腎杯穿刺においては中腎杯）が，内視鏡的に見返りの位置になるため到達が困難である．そのためここに残石を残しやすい[2]．ここに結石がない場合は術中に砕石片を落とし込まないよう注意が必要である．我々は下腎杯で背側のものを原則として，穿刺腎杯として選択する．欧米では上腎杯を選択している施設も多い．上部尿管にも下腎杯にも到達しやすいためだが，穿刺開始点が肋骨により制限されることと，気胸のリスクが高いため日本では複数のトラクトを作成する症例以外はあまり選択されていない．

　この場合，考慮しておかなければならないのは，手術時には腎臓は腎盂鏡などに圧排されて，頭側に移動，内側に回転することを考慮しておく必要がある（図 6-14）．

　つまり，腎の長軸に平行なラインよりも外側から穿刺を開始しなければならない．また，垂直方向でみると，背側の上腎杯に到達するためにはある程度水平に近づける必要がある．そのためにはやはり外側から穿刺を開始する必要がある．

　次に，穿刺腎杯に結石が充満しているかが重要なポイントである．穿刺腎杯に結石がない，あるいは空隙があり水腎症を作成できるようであれば，その PNL は容易である（以下，easy PNL）．完全サンゴ状結石など，穿刺腎杯に結石が充満している場合は，エコーで腎杯の向きなどの判別が難しく，また穿刺に成功してもガイドワイヤーを腎盂以降に挿入するのが難しく，トラクト作成は非常に難しくなる（difficult PNL）（図 6-15）．一言に PNL と言っても，両者は全く別の手術と言っていいぐらい難易度が異なるので，区別しておく必要がある．しかしながら，あえて結石の充満している腎杯を避けると残石のリスクが増えるので，我々は，結石のあるなしに関わらず最も多くの腎杯に到達できる腎杯を穿刺すべきと考えている．

　さらに，穿刺経路に他臓器がないか検討しておく必要がある．術前の CT（腹臥位が望ましい）

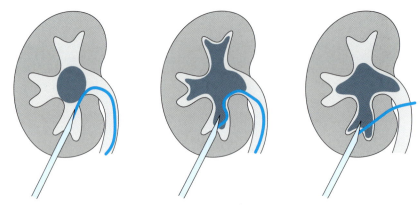

図6-15 difficult PNL と easy PNL
穿刺腎杯で，人工水腎症などで，結石と粘膜の間に空間があれば容易にガイドワイヤーが挿入できるが，ほとんどない場合には，ガイドワイヤーを入れようとすると結石が押されるため，針先が抜けてしまい，ガイドワイヤーは尿路外に逸脱してしまいやすい．

で，想定される穿刺経路に結腸や肋骨などがないか確認しておく必要がある（図6-16, 6-17）．近くにあることが想定される場合は穿刺時にエコーで注意深く観察する必要がある．

最後に，穿刺経路で特に腎皮質内で葉間動脈など動脈を回避できるか検討を要する．解剖学的には腎乳頭の真ん中を垂直に穿刺できればいいと考えられる（図6-18）が，穿刺時にドップラーエコーなどで確認することが望ましい．動脈の損傷は術中術後の出血の原因となり，術後，経動脈的塞栓術が必要となることがありさらなる腎皮質障害を引き起こすので，極力避けることが望ましい．

4 穿刺法

穿刺針は18～22Gの長針を用いることが一般的である．細い方が血管穿刺などにおける出血の問題を軽減するが，細いだけでなく特にたわみやすいためエコーで確認しにくいこと，中を通せるガイドワイヤーも細くなりコシがないため，腎盂尿管へ進めるのも難しいことがあり，次のトラクト拡張の操作が困難なことがある．途中で太めのガイドワイヤーに入れ替える操作が必要になり，その分，トラクトロスのリスクが増える．また穿刺針の形状も一般的な片刃だと針を進めるに従い針がたわむ傾向があるので，腎瘻作成用のエコーマーカー付きの18G長針が使いやすい．我々の施設では後述するX線ガイド下での穿刺を一般的に行っているため，22G長針に18Gの針を被せ，オブチュレーターと合わせた3重針を用いている．透視で確認しながら，腎皮質の手前まで外筒を被せて剛性を確保しながら針を進め，腎皮質は内筒だけで穿刺し，尿路内腔を確認する手技で，まさに18Gと22G両方の特徴を生かした手技を用いている．

穿刺方向を穿刺腎杯に向けるには，主に2つの方法がある．一つは，X線ガイドでもう一つはエコーガイドである．

X線ガイドは，X線の方向を穿刺方向と平行にし，モニター上穿刺腎杯に重なる点となるように穿刺針を持ち，少しずつ進める方法である．針を進める深さは，結石に当たる感触で判断する．この方法の問題点は，針が完全に点状にみえるようX線と平行にならないと結石に当たらず，途中で深さを判定できないこと，視野に骨やベッド枠などが入り良好な画像が得られないこと，手の被

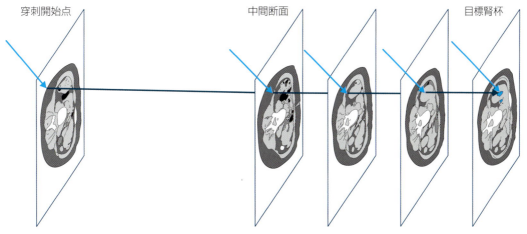

図 6-16 穿刺ラインと他臓器との関係
術前に腹臥位で，エコーまたは CT で，他臓器損傷の可能性を検討．
エコーでは穿刺開始点から穿刺腎杯をスキャンして途中に肺や消化管がないか確認．CT では穿刺ラインを含む斜断面を作成してもらうか，冠状断では図のように穿刺開始点から少しずつ深くなり，腎杯に至る経路を確認する．

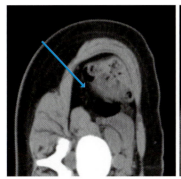
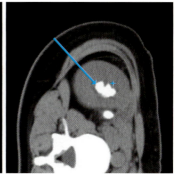

穿刺開始点の断面　　任意の中間断面　　穿刺腎杯の断面

図 6-17 CT 上での穿刺通過点の推定の方法
a：2 断面間の距離：（スライス厚 × スライス数）
b：2 断面間の距離：（スライス厚 × スライス数）
任意の断面における穿刺針通過点✛は，穿刺針を冠状断に投影した像．青色矢印を a：b に内分した点．

曝が多く繊細な穿刺中鉛手袋が必要なこともあり，技術的に難しい（図 6-19）．

　我々が推奨しているのは，2 つの異なる方向で針を横から透視することで，針の向きや先端と穿刺腎杯の位置関係を立体的に把握する方法である．理想的には針と垂直な方向から得られる透視画面 1 とさらに針と透視画面 1 と両方に垂直な方向から得られる透視画面 2 で把握することであるが，実際には針を鉛直方向に見下ろす透視画面 1 と針と垂直な面の中で透視画面 1 と 20 度以上回転させた透視画面 2 で十分な精度で針の位置を確認できる（図 6-20）．

　実際の手順は，鉛直方向の透視で穿刺腎杯に重なるように金属マーカー（コッヘルの先など）を置き，マーカーと針，術者の効き目が真上から見て一直線上になるように構え，透視で確認する．次に針と垂直な面上で透視を 20 度以上傾け，斜めから透視をすることで深さ方向の針の向きを合わせる．この時術者の効き目で針がマーカーに向いていることを維持したまま，針の傾きを合わせることが肝要である．もしずれたと感じるならば，透視を鉛直方向に戻して確認する．この 2 方

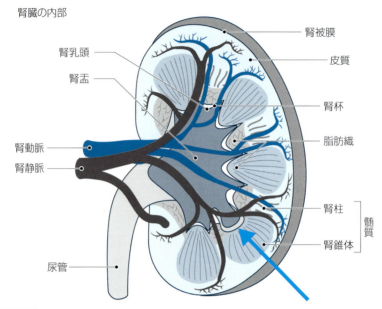

図 6-18 腎杯と血管（葉間動脈）
腎血管は腎門部から腎動静脈が入った後，腎洞（腎盂周囲脂肪）内で分岐，腎杯周囲を腎皮質に向かいながら，腎錐体周囲から腎皮質全体に細動脈として分布するため，穿刺は腎錐体，腎杯の軸に沿って，腎乳頭の中心を貫くようにするのが，動脈損傷を回避するために重要である．

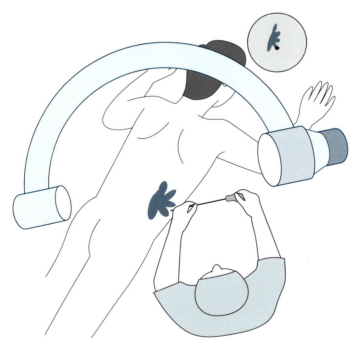

図 6-19 透視下穿刺法，1 点法
C アームを調整し，X 線を穿刺開始点から，穿刺腎杯に向けて照射すると，モニター上穿刺針は点状になる．この状態を維持するように，穿刺針を刺入していくと結石に当たり，それ以上進めなくなる．

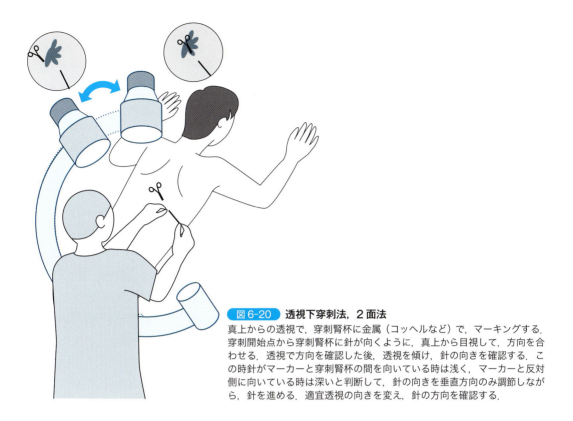

図6-20 透視下穿刺法，2面法
真上からの透視で，穿刺腎杯に金属（コッヘルなど）で，マーキングする．穿刺開始点から穿刺腎杯に針が向くように，真上から目視して，方向を合わせる．透視で方向を確認した後，透視を傾け，針の向きを確認する．この時針がマーカーと穿刺腎杯の間を向いている時は浅く，マーカーと反対側に向いている時は深いと判断して，針の向きを垂直方向のみ調節しながら，針を進める．適宜透視の向きを変え，針の方向を確認する．

向で向きが正しい状態を維持しながら針を進めていく．精度に不安がある時は随時透視で確認する．腎皮膜に達すると，透視上腎臓が動くのでそこからは内筒のみを進めて，腎乳頭に達する．

X線ガイドは当然ながら造影またはサンゴ状結石で穿刺腎杯の形状が透視上明確にできなければならない．また，被曝の問題もあるが，腎杯の軸の判断が難しく，穿刺針が腎乳頭を斜めから貫通することが避け難いことが問題である．したがって少し精度が狂うだけで腎杯周囲の細動脈を損傷することがあり，出血や仮性動脈瘤のリスクが増える．一方，特にdifficult stoneでは，穿刺に引き続きガイドワイヤー留置のための透視が行えるので，操作中の穿刺針の抜けを抑制できるメリットがある．

エコーガイドは，尿管狭窄など水腎症時の腎盂ドレナージとして腎瘻を作成する場合によくされる方法でより一般的である．difficult PNLでは，エコーで腎杯の形態を捉えるのは慣れが必要で難しいことがある．また穿刺そのものに慣れていないと，穿刺針を見失ったりしやすいので注意が必要である．慣れないうちは，前述の腎瘻用エコーマーカー付き18G針を用いるほうがいい．また，穿刺針を捉えられるまで，腎皮膜の手前まで穿刺しては抜くtry and errorを焦らずに繰り返したほうがいい．穿刺の過程中エコーで穿刺針を捉え続けられるならば，きわめて安心な手技であると言える．さらに最近はエコーの性能が上がってきており，腎皮質内の動脈をドップラーで捉えることにより，小動脈損傷を回避できるようになってきていることも重要である．

5 腎盂鏡とトラクト径，シース

トラクトの拡張径は，昨今様々な太さの腎盂鏡が手に入るようになったため，議論を複雑にして

いる．まず，当然であるがトラクトは細い方が腎皮質障害は少なく，血管損傷のリスクも低減できる．しかしながら細すぎると，大きな砕石片を抽石できる PNL のメリットが失われ結果的に手術時間が延長したり，灌流効率が落ちるため，灌流圧をあげたりして，菌血症のリスクを増大する．

患者背景として，結石の大きさや感染の有無，使用する砕石機の特徴などを鑑み決定されるべきである．我々は原則として 30Fr までバルンダイレーターで拡張しているが，30Fr のシースでは腎杯頸の通過が困難で粘膜損傷を起こすことが経験され，26Fr 以下が望ましいと考えている．

6 腎杯へのアクセス

腎杯へのアクセスは，トラクトが理想的に作成されれば，多くの腎杯に対して可能である．最下腎杯穿刺法においては，最もアクセスしにくいのは，背側の中腎杯であり，次に穿刺腎杯の頭側に隣接する中下腎杯，さらには上腎杯の背側である．上腎杯背側は，適切なトラクトであれば容易に到達できるが，困難な場合は，軟性膀胱鏡を用いると容易であることが多い．内視鏡が細いため，排液が過剰になり腎盂が収縮するため視野確保は少し難しいことと，収縮した腎杯に嵌まり込む結石をバスケットで把持することは困難なので，レーザーなど軟性鏡で使用できる砕石機が必要になる．隣接する腎杯は，アンプラッツシースや腎盂鏡などで，丁寧に腎杯間の隔壁を圧排すると到達可能になることがある（図 6-21）．この場合太いと腎臓全体が動いて隔壁を圧排できないので，細めの機器の方が効果的である．背側の中腎杯については，腎杯頸から結石の一部が腎盂内に出ていて，ひきづり出せないと，除去は困難である．曲率半径の問題で軟性膀胱鏡では困難なことが多い．

どうしても除去できない結石については，マルチトラクトという選択肢もあるが，PNL の合併症の多くがトラクト作成に端を発していることを考えると，別項の TAP や 2 期的な ESWL または f-TUL を選択した方が安全である．トラクトは作らずに穿刺のみで針で腎盂内に押し出す技法もあるが，正確な穿刺に慣れていないと勧められない．

いずれにせよ stone free にこだわると，皮質裂傷など重大な合併症を起こすので，無理せず次

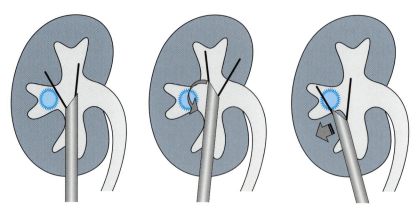

図 6-21 シースのベロの使い方
中腎杯は腎柱があり，硬性鏡で見ることは困難である．内視鏡で腎柱を圧排すると結石までの距離が短く観察困難である．また器具の出し入れも危険である．その場合は，シースの先端で腎柱を圧排すると，観察できることがある．

善の策に移行すべきである．

7 トラブルシューティング

　経験することが多くなく，自由度の低いこの手術において，トラブルシューティングはきわめて重要である．

　まず，ガイドワイヤーが入らない場合．多くの場合は穿刺腎杯に結石が充満している difficult stone の場合であるが，原因は穿刺針が抜けている．あるいは突き抜けている場合と結石に当たって入らない場合に分かれる．前者は造影や吸引などで位置を確認しながら調整することが肝要である．この場合むやみに造影すると，その後の腎盂造影が困難になったり，結石陰影が不明になることがあるので必要最小限にする．結石に当たる場合は，ガイドワイヤーをアングルタイプに変え，ガイドワイヤーで結石を押しながら，穿刺針を少し引いてやると，入りやすい．ただ抜けてしまうリスクもあるのでできるだけ水腎症を強め，慎重に行う．

　造影時に尿路外への造影剤の漏出は，後の造影で尿路の輪郭を不明瞭にし，場合により手術継続が困難となる場合がある．その場合はより濃い造影剤を用いることで，再度尿路の輪郭を得ることは可能である．逆に尿路の造影は十分希釈（例えば4倍希釈）した造影剤を用いることが望ましい．

　次に，重大なトラブルはトラクトロスである．穿刺操作で途中でガイドワイヤーが抜けたような場合は再度穿刺すればいいが，拡張してからのロスは，出血のリスクがあり，トラクト作成のやり直しは避けたいものである．それゆえセーフティガイドワイヤーは必須である．ガイドワイヤーがありさえすればシースを入れ直したり，場合により内視鏡で追いかけることは可能である（図6-22）．ガイドワイヤーも抜けてしまった場合やガイドワイヤーが尿路外に逸脱している場合は，内視鏡が腎皮質に入っており，逆行性に入れたインジゴカーミンなどの色素が確認できれば，内視鏡的に尿路内腔に至ることができる．そのためにはトラクト拡張の途中で，尿路内腔に到達していることつまり尿の流出を確認しておくことが必須である．

　出血は，腎乳頭以外にトラクトを作った時や，シースや砕石機などでトラクト以外の粘膜を傷つけた時に起こる．腎盂腎杯内は広くはないので，灌流を早めて粘膜や結石に十分近づく，あるいは近い距離を保つことで十分な視野が得られるため，手術は続行できる．しかしながら手術時間が伸

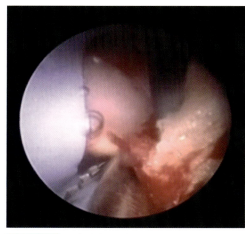
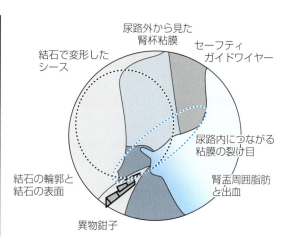

図6-22　尿路外内視鏡視野

びると出血量は無視できなくなるので，電気凝固による止血や手術の中止を検討しなければならない．

　感染結石については，一般的に PNL では排液の効率がいいので術中に敗血症性ショックになることはあまりないが，出血が多く凝血塊で排液路が閉塞することがあるので注意を要する．また細径の PNL では排液路も細いため注意を要する．ショックが見られた場合には麻酔科と相談して手術を中断すべきである．

8 合併症

　手術終了時のトラクトからの出血は可能であれば，電気凝固で止血することが望ましいが，多くの出血は腎盂バルンを軽く牽引することで止血できる．出血が続いても，凝血塊が形成されて止血されることが多い．時に後腹膜腔や腎皮膜下に血腫を作るが感染を起こさない限り経過観察で良い．しかしながら，腎盂バルン抜去時に再度出血することがある．その場合はすぐに腎盂バルンを再留置することで止血が得られるが，動脈性出血の場合は仮性動脈瘤になることがあり後出血の原因になるので，CT などで確認する．動脈性出血がある場合は，TAE で止血する．

　他臓器損傷は，上腎杯穿刺時の気胸と下腎杯穿刺時の大腸穿通である．気胸は，全身麻酔時は陽圧呼吸のため気づかれにくく，覚醒時に顕在化する．胸腔ドレナージが行われるが，この時トラクトからの出血が制御されていることが必須である．胸腔ドレーンからの出血が続く場合は，緊急TAE が必要となることがある．大腸穿通は，術後 3 日目ぐらいにトラクト周囲が発赤し便汁が出てくることで気づかれる．腎盂バルンを抜いて，しばらく絶食にすると特に問題なく閉鎖することが多い．ただ，稀ではあるが腹膜まで損傷している場合は汎発性腹膜炎となり，きわめて重篤な状態になるので，予想外のショック状態や腹膜刺激症状では想定しておかなければならない．

　それ以外に稀ではあるが，灌流液に非イオン性のものを用いている場合は水中毒の症状をきたしたり，手術中無理して粘膜損傷をきたすと，腎杯頸が狭窄し水腎杯をきたすことがある．また，特に感染結石では術後腎盂腎炎や敗血症をきたすことがあるので注意を要する．

最後に

　PNL は，侵襲の多い手術として慣れないことも相まって，回避される傾向は否めないが，特に感染を伴う大きな結石においては最も安全な手術と考えられ，適切な適応が重要である．しかしながら，穿刺腎杯に結石がある difficut PNL とそうでない easy PNL では全く手術の難易度が異なるため，それぞれの施設で十分適応を検討していただきたいと思う．本稿がその一助になれば幸いである．

【文献】

1) 山田　仁. 尿路結石治療の現状と展望　PNL の現状と展望. Jpn J Endourol ESWL. 2009; 22 (2): 153-9.
2) Nishizawa K, Yamada H, Miyazaki Y, et al. Results of treatment of renal calculi with lower-pole fluoroscopically guided percutaneous nephrolithotomy. Int J Urol. 2008; 15 (5); 399-402.

〈山田　仁〉

6-4 ECIRS（TAP）

　PNL（percutaneous nephrolithotripsy）は経皮的に太いトラクトを造設し，内視鏡で結石を砕石・抽石するため，大きな結石を効率的に治療できるメリットがある．一方，PNL が適応とされる大きな腎結石に対して，複数回に分けて，体外衝撃波結石破砕術（ESWL: extracorporeal shockwave lithotripsy）や経尿道的腎砕石術（TUL: transuretheral ureterolithotripsy）を行う施設も多く認められる．PNL が敬遠される理由は，ESWL が低侵襲であること，軟性尿管鏡などの内視鏡周辺機器の普及により簡便に TUL が可能となったことだけではなく，PNL では，経皮的腎杯穿刺を含めて高度な技術が必要であること，またその合併症の重篤さも影響しているものと思われる．このような背景をもとに，近年，PNL をより低侵襲かつ効率的に行う工夫として，TUL を併行して行う治療法（ECIRS: endoscopic combined intrarenal surgery）が開発された[1]．

　さらに，修正 Valdivia 体位（患側を上にした半側臥位と砕石位を組み合わせた体位）[2]や開脚腹臥位が考案されたことで，より簡便に経尿道的操作を併用できるようになり，全世界に普及するようになった．ECIRS は本邦にも導入され，TAP（TUL assisted PNL）という呼び方でも普及している．

　ECIRS は，砕石・抽石効率の高い PNL と，観察範囲の広い軟性尿管鏡を組み合わせることで，高い治療成功率が達成できる手術である．具体的には，①軟性尿管鏡で観察することによる確実な腎杯穿刺の誘導，②レーザーや圧縮空気式破砕装置の 2 種類のデバイスを同時に用いた砕石，③TUL からの逆行性灌流による良好な視野の確保と抽石効率の上昇，④ PNL 単独治療では到達困難な腎杯内結石の破砕効率の改善，⑤トラクトの細径化や無理な腎盂操作の抑制による出血リスクの軽減が期待できる．本稿では，PNL–TUL を併用することによる特有な手技の工夫や合併症について説明する．

1 治療指針

　現在の尿路結石診療ガイドラインで ECIRS についての記載はなく，その適応についても明確な基準はない．基本的には PNL が第一選択とされるすべての症例で適応となるが，特に，軟性尿管鏡を併用することで治療効率の上昇が期待される症例は，積極的な適応と考えられる．

1. 単回の PNL 治療では stone free が期待できない症例

　PNL のノモグラムでは，結石サイズ，位置，サンゴ状結石などに加えて，手術中出血，結石を含む腎杯の解剖学的位置や結石が存在する腎杯数，施設の年間症例数などが治療成功を予測する因子とされている．サンゴ状結石では，結石を含む腎杯数が 5 つを越えると，手術時間は長くなり，SFR（stone free rate）は低下するとも報告[3]があり（図 6-23），隣り合わせの複数の腎杯に結石があるような症例では，ECIRS のよい適応と考えられる．

2. 同側の腎結石と尿管結石を同時に治療する場合

　修正 Valdivia 体位で尿管結石に対して TUL を行い，砕石片を腎までプッシュバックさせたの

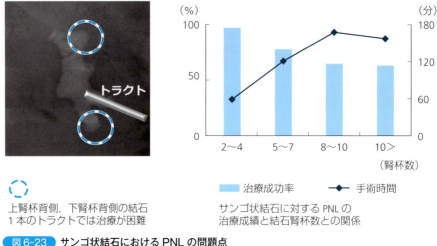

図6-23 サンゴ状結石における PNL の問題点

ち，PNL にて抽石を行うことで一期的治療が可能となる．

3. 腎杯穿刺が難しい症例

腎杯が結石で埋められているような症例では，腎杯穿刺後にガイドワイヤーを腎盂内へ送り込むことができないことがある．穿刺を目的とする腎杯まで軟性尿管鏡を進めて水腎を作成することや，穿刺前に砕石して穿刺スペースをつくることで，トラクト作成の手助けができる．

禁忌症例は，PNL や TUL の禁忌症例と同じで，全身麻酔が不可能な患者，未治療の尿路感染症例，妊娠患者，トラクト作成部位に腫瘍がある症例などである[4]．

2 術前術後の注意点

1. 術前準備

(1) 全身状態の評価

全身麻酔で行うため，循環状態や呼吸機能の評価，凝固能の確認が必要である．術前の評価で，呼吸機能低下，心肺機能低下がある場合は，修正 Valdivia 体位や側臥位を選択する．

(2) 結石の評価

結石のサイズや位置に加えて，皮膚と腎杯との距離，腎杯の形態や周囲臓器の位置を超音波・CT・尿路造影で観察することは，効率的な砕石・抽石を目的とした腎杯選択に必須である．また，体位によって穿刺しやすい腎杯が変化するため，術前の超音波で最適な体位を検討することも重要である．

ECIRS は TUL と PNL の術者が独立して砕石するため，あらかじめ治療手順を共有することが効率的な治療につながる．

(3) インフォームドコンセント

ECIRS の治療成功率は上昇しているものの，腎杯穿刺を含めて不安定な手技が多く，1 回の治

療で終わらない可能性や，腎瘻や尿管ステント留置だけで手術を終了する場合も含めて，術前の十分な説明と同意が必要である．

2. 術後の注意点

(1) 全身状態の観察
意識レベル，血圧，脈拍，酸素飽和度のほかに，トラクト刺入部からの出血，血尿の程度を観察し，術後出血や敗血症のリスクを評価する．

(2) 残石の評価
術翌日の腹部単純写真や超音波検査で，残石，腎周囲血腫，urinoma を評価する．経尿道的操作を行っているため，術後の水腎についても経過を観察する．

(3) 結石分析による再発予防
カルシウム含有結石の場合，約半数が再発するとされている．「破砕して終了」するのではなく，結石分析を調べ，その成因からみた予防に取り組むことが重要である．

3 手技

1. 麻酔
全身麻酔で行うが，硬膜外麻酔を併用する施設もある．

2. 体位
ECIRS の体位には，開脚腹臥位，修正 Valdivia 体位がある．それぞれにおいて，利点と欠点があり，結石位置や患者の状態や体型をみて，柔軟に体位を変換することが必要となる．

(1) 開脚腹臥位（図 6-24A）
腹臥位のまま，経尿的操作を行うために開脚した体位である．腹枕を適切な位置に挿入することで，腎臓が固定され，穿刺が容易になる．

(2) 修正 Valdivia 体位（図 6-24B）
砕石位と半側臥位を組み合わせた体位で，1998 年に Valdivia らが開発した体位（modified supine position）を，2007 年に Ibarluzrea らが修正し，PNL と TUL の併用治療として報告した[2]．

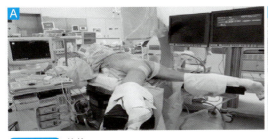 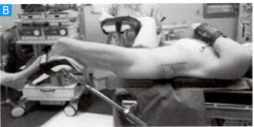

図 6-24　体位
A）開脚腹臥位　B）修正 Valdivia 体位

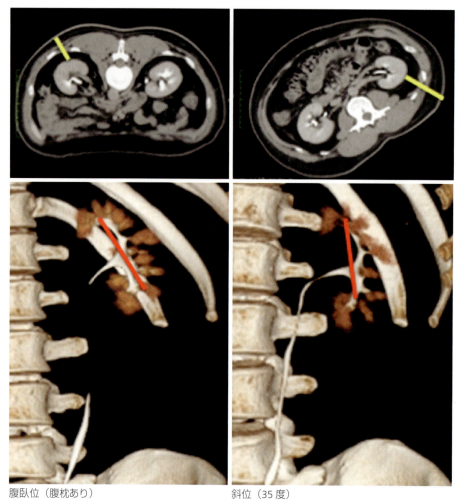

腹臥位（腹枕あり）　　　　　　　斜位（35度）

図 6-25 体位の違いによる尿路の解剖学的変化の検討（造影 CT）
斜位のほうが皮膚との距離が長くなるだけではなく，腎下部が重力によって内側へ移動する．腎の安定性もなくなり，斜位（修正 Valdivia 体位）では下腎杯穿刺は難しくなる．

(3) 体位による違い

①麻酔

　修正 Valdivia 体位では，開脚腹臥位と比較して胸部が圧迫されないことから，循環状態や呼吸管理などの麻酔リスクが少ないとされる[5]．

②腎杯穿刺

　修正 Valdivia 体位では，解剖学的に肋骨と腸骨の間が狭くなるため，腎瘻穿刺部位が限定される[6]．また，腎下部が重力に伴い内側へ移動するため，下腎杯穿刺は困難になると考えられる（図 6-25）．

③腎盂鏡操作

　修正 Valdivia 体位では，皮膚から腎杯までの距離が長くなるため，腎盂鏡の可動域に制限がでる．また，トラクトが下方へ向くことで，灌流液の自然落下が起こり，腎盂の虚脱が強い場合はオリエンテーションがつきにくくなる．一方，開脚腹臥位では，トラクトが上方へ向くため，腎盂は

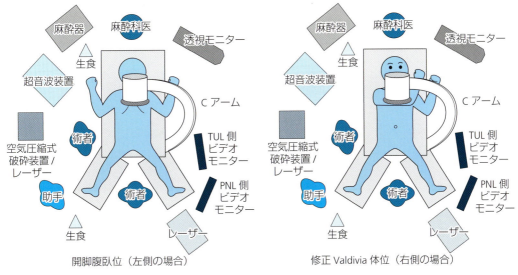

図6-26 器械配置，人員配置

拡張しやすくなるが，腎盂内圧の上昇とともに術後発熱のリスクが上がる．

④尿管鏡操作

　修正Valdivia体位では，腎盂尿管移行部から下腎杯への流入角度が急峻で，尿管鏡操作が難しくなる可能性がある．一方，開脚腹臥位では腎盂の天地が反対であるため，軟性鏡はUp操作が中心となる．

⑤その他

　修正Valdivia体位では，術中看護（褥瘡予防，目，脊椎，末梢神経障害）の負担が軽減するほか，術者の被曝量の軽減につながると言われている[5]．

3．器械配置，人員配置

　開脚腹臥位，修正Valdivia体位での器械配置，人員配置を記載する（図6-26）．器械配置については，限られたスペースのなかで，PNLとTULの別々のモニター，複数の砕石デバイスが必要となるため，器械の配置は重要となってくる．安全面，治療の効率性を考慮して，助手を含めた3人の医師が両方の内視鏡画面を同時に見ることのできる位置にモニターを配置することが重要である．また，助手はTUL，PNL両方の助手となるため，両者間を移動しサポートできるような動線の確保に配慮する．手術は，TUL術者，PNL術者，助手の3名で行い，適宜看護師，臨床工学技師，放射線技師を配置する．

4．手術手技

(1) ガイドワイヤー挿入

　膀胱鏡下に患側尿管にガイドワイヤーを挿入する．開脚腹臥位では軟性膀胱鏡を挿入すると，精阜は12時方向に（図6-27），左右の尿管口は11時，1時方向に確認できる．

(2) アクセスシース挿入

　ガイドワイヤーに沿って尿管アクセスシースを挿入する．シースの挿入の前に，硬性尿管鏡で下

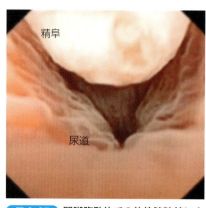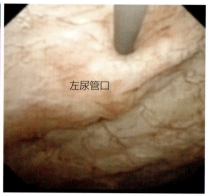

図6-27 開脚腹臥位での軟性膀胱鏡による尿道・膀胱の観察

部尿管を観察することは，尿管狭窄の有無や，至適なシース径を判断する基準となる．開脚腹臥位で硬性尿管鏡を使用することは不可能なため，軟性尿管鏡や逆行性尿路造影にて可能な限り尿管の所見を把握することも必要である．シースは，腎盂尿管移行部の手前まで挿入する．

(3) 軟性尿管鏡挿入

アクセスシースを介して，軟性尿管鏡を腎盂内へ挿入し，逆行性灌流による水腎を作成する．水腎が形成しにくい場合は，シースへの Back flow が多いためであり，シースを少し引き抜いた上で灌流する．

(4) 腎杯穿刺

腎杯穿刺の方法には，①透視下穿刺，②超音波ガイド下穿刺，③内視鏡補助下の穿刺がある．透視下穿刺は，様々な角度から腎杯を立体的に観察することで，腎杯の形態のイメージがつきやすいが，放射線の被曝量が多くなる．一方，超音波ガイド下穿刺は，血流動態を含めたリアルタイムな画像を観察できる反面，精度が患者の年齢や体格，術者の技量に左右される欠点がある．CROSE Studyのデータでは，86.7％に透視下穿刺が行われていたが，超音波ガイド下穿刺の方が，術後の出血が少なく，輸血のリスクが低いと報告されている[7]．

経皮的腎砕石術における出血は，トラクトを造設する際に比較的太い葉間動静脈を誤穿刺した際に見られる．解剖学的に腎動静脈は，腎乳頭を取り囲むように走行するため，腎杯穿刺は腎杯乳頭部を通ることが望ましい（図6-28）．穿刺は可能な限り軟性尿管鏡を用いて観察しながら行い，穿刺を目的とする腎杯の乳頭円蓋部に穿刺針が通過するまで繰り返し行う（図6-29）ことが，術中・術後の合併症予防となる．

(5) 腎瘻拡張

バルン型ダイレータ，Amplatz型ダイレータ，テレスコープ型金属ダイレータ，one step型金属ダイレータを用いて，トラクトが挿入できる太さまで拡張する．

(6) トラクト作成

腎瘻拡張後にトラクトを挿入する．従来，PNLに使用されるトラクトの太さは，24〜30Frであった．しかしトラクト径が太くなれば出血のリスクが増加するため，近年では細径化が進んでいる（mini-perc）．細径のトラクトと比較して，通常のトラクトでは，約2〜4倍輸血のリスクが増大する[8]．

一方，通常のPNLと比較して，Mini-percではトラクト内腔の面積が約半分以下に低下するた

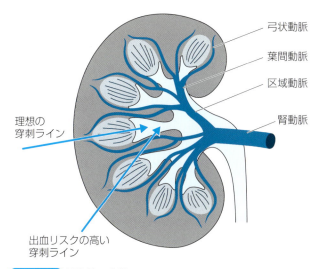

図6-28 腎血管の走行
腎乳頭を取り囲むように葉間動静脈が走行する．

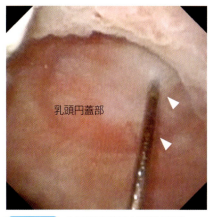

図6-29 内視鏡補助下での腎杯穿刺
腎乳頭を貫くように穿刺されている．
内視鏡補助下の穿刺：22G 穿刺針（矢頭）

め，結石の抽石効率は低下する．Mini-perc の単独治療では，手術時間が延長し，SFR も低下するため，治療の適応とされる結石サイズはおのずと小さくなってくる．ECIRS では，TUL を併用することで，抽石効率の上昇が期待され，細径トラクトを用いても通常のトラクトと同等の治療成績が期待できる[9]．

(7) 砕石

PNL 側からは圧縮空気式破砕装置やレーザーを用いて，TUL 側からはレーザー破砕装置を使用する．2人の術者が併行して治療することで，効率的な砕石が可能となる．

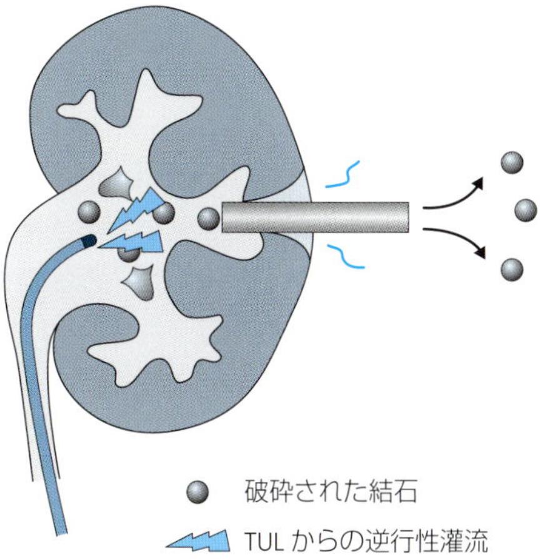

(8) 抽石

軟性尿管鏡からの逆行性灌流を利用して抽石する．通常の PNL では，結石を大きな塊に破砕して，鉗子やバスケットカテーテルを用いて抽石するのが一般的な方法であるが，ECIRS の場合は細く砕くか，砂状に dusting することで，トラクトを通しての抽石が容易となる（図6-30）．一方，無理に腎盂内圧を上げるような操作は，術後発熱の原因となるので注意が必要である．

図6-30 TUL からの逆行性灌流を用いた抽石

(9) 尿管ステント留置，腎瘻留置

手術終了の際に，軟性尿管鏡にて尿管損傷の有無を観察する．アクセスシースを使用していることもあり，通常は尿管ステントを留置する．

太いトラクトを挿入した場合，通常は止血目的に腎瘻を挿入して手術終了となる．一方，2015年の EAU ガイドラインでは，術中経過に問題が見られない場合，腎瘻や尿管ステントを挿入しなくてもよいと記載されている．その判断基準としては，①残石の有無，②追加治療の有無，③重度

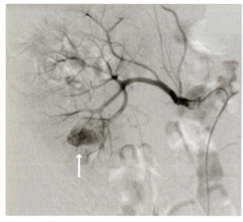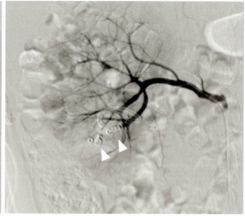

図6-31 腎動脈の血管造影
仮性動脈瘤（矢印），動脈塞栓後（矢頭）

の出血，④尿溢流，⑤尿管閉塞，⑥感染結石，⑦単腎，⑧出血傾向などである[4]．腎瘻を挿入せずに終了する治療を tubeless PNL と呼ぶ．

4 合併症

　ECIRS の合併症の主なものは，経皮的操作によるものとして，発熱，出血，気胸，他臓器損傷，腎盂穿孔，尿漏出があり，経尿道的操作によるものとして，尿管損傷，術後尿管狭窄が挙げられる．細経トラクトの使用や，軟性尿管鏡補助下での腎杯穿刺により，出血の発症率は低下しているが，太い葉間動脈を損傷した場合は，仮性動脈瘤を形成することもあり，動脈塞栓術が必要となる（図6-31）．一方，順行性/逆行性の両方向から灌流することで，腎盂内圧が上昇する危険性がある．特に腹臥位の場合は，修正 Valdivia 体位と比較して，腎盂内圧が上昇しやすいため，術後の発熱には注意する．

　体位による合併症として，腹臥位では肥満患者において術中の循環状態や呼吸状態のリスクを考慮する．また修正 Valdivia 体位では，臀部や患側の腸腰が圧迫されることによるコンパートメント症候群に留意する．

5 ピットフォール

1．器械の損傷

　PNL と TUL は別々の術者が同時に治療を行うため，腎盂内でお互いの位置を把握していなければ，器械の損傷につながる．

2．軟性尿管鏡周囲への結石の嵌頓

　ECIRS の場合，効率的に砕石，抽石を行う

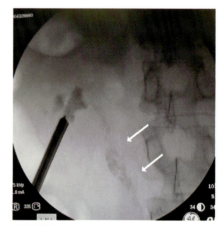

図6-32 上部尿管に溜まった結石
TUL 単独で破砕しすぎると，尿管内に砕石片が下降して，尿管損傷や尿管鏡の損傷につながる．

ことが必要となる．TUL術者が単独で砕石しすぎてしまうと，軟性尿管鏡周囲に結石が嵌頓し，尿管損傷や尿管鏡の損傷につながる（図6-32）．

6 エキスパートのポイント

1. Through & through technique（図6-33）

腎杯穿刺の際，穿刺針は腎盂内へ挿入したのち，ガイドワイヤーが粘膜下に迷入してうまくトラクト作成が行えないことがある．軟性尿管鏡を用いて，ガイドワイヤーを尿管内に誘導しthrough & throughの状態にすることで，ダイレーターを挿入する方向が固定され，安全な腎瘻拡張が可能となる．

2. 巨大な腎結石を砕石する方法（図6-34 ABC）

巨大な腎結石を治療する場合，PNLとTULの術者が連携して砕石を行う必要がある．TUL単

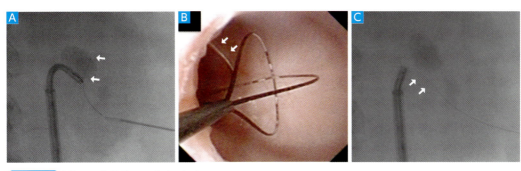

図6-33 Through & through technique
A) 下腎杯からの穿刺：ワイヤーは（矢印）粘膜下に迷入し，直線下できない．
B) 粘膜下に迷入したワイヤー（矢印）とBasket鉗子
C) Basket鉗子にてワイヤー（矢印）を尿管内まで誘導し，through & throughに

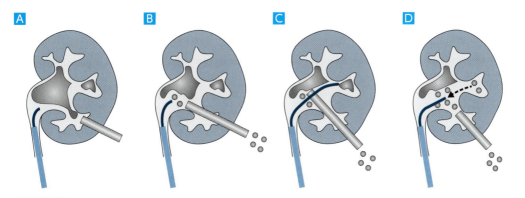

図6-34 巨大腎結石に対する砕石方法
A) TULはトラクトを挿入している腎杯の方向へ，PNLは腎盂尿管移行部方向へ砕石を進める．
B) TULとPNLの砕石スペースを開通させ，軟性尿管鏡周囲の砕石片を回収する．
C) 続いて，軟性尿管鏡は，PNLの死角となる腎杯を目指して砕石する．
D) 適宜バスケットをもちいて，腎盂へ結石をdisplacementさせ，PNLから抽石する．

独で破砕すると，前述のごとく破砕片で上部尿管が閉塞するため，まずは，PNL と TUL の砕石スペースを開通させる．その後，PNL は砕石と併行して，適宜尿管鏡周囲の結石を抽石する．TUL は，腎盂鏡が到達困難と考えられる，トラクトに隣接した腎杯や上腎杯背側の結石をめがけて砕石する．腎盂鏡と軟性尿管鏡が交差しながらの砕石となるため，お互いの機器の干渉に留意する必要がある [10]．

3. Pass the ball（図6-34D）

トラクト刺入部に隣接した腎杯に結石が存在する場合，無理に腎盂鏡で砕石しようとすると，腎裂傷から出血の危険性が高くなる．トラクトの死角となる腎杯結石に対しては，軟性尿管鏡で砕石したのち，腎盂までバスケットで移動させること（pass the ball）で結石をトラクトから回収できる．

【文献】

1) Scoffone CM, Cracco CM, Cossu M, et al. Endoscopic combined intrarenal surgery in Galdakao-modified supine Valdivia position: a new standard for percutaneous nephrolithotomy? Eur Urol. 2008; 54: 1393-403.

2) Ibarluzea G, Scoffone CM, Cracco CM, et al. Supine Valdivia and modified lithotomy position for simultaneous anterograde and retrograde endourological access. BJU Int. 2007; 100: 233-6.

3) Qi S, Li L, Liu R, et al. Impact of stone branch number on outcomes of percutaneous nephrolithotomy for treatment of staghorn calculi. J Endourol. 2014; 28: 152-7.

4) Turk C, Knoll T, Petrik A, et al. Guidelines on Urolithiais. European Association of Urology. 2015.

5) Daels F, González MS, Freire FG, et al. Percutaneous lithotripsy in Valdivia-Galdakao decubitus position: our experience. J Endourol. 2009; 23: 1615-20.

6) Duty B, Waingankar N, Okhunov Z, et al. Anatomical variation between the prone, supine, and supine oblique positions on computed tomography: implications for percutaneous nephrolithotomy access. Urology. 2012; 79: 67-71.

7) Andonian S, Scoffone CM, Louie MK, et al; CROES PCNL Study Group. Does imaging modality used for percutaneous renal access make a difference? A matched case analysis. J Endourol. 2013; 27: 24-8.

8) Yamaguchi A, Skolarikos A, Buchholz NP, et al. Operating times and bleeding complications in percutaneous nephrolithotomy: a comparison of tract dilation methods in 5,537 patients in the Clinical Research Office of the Endourological Society Percutaneous Nephrolithotomy Global Study. J Endourol. 2011; 25: 933-9.

9) Hamamoto S, Yasui T, Okada A, et al. Endoscopic combined intrarenal surgery for large calculi: simultaneous use of flexible ureteroscopy and mini-percutaneous nephrolithotomy overcomes the disadvantageous of percutaneous nephrolithotomy monotherapy. J Endourol. 2014: 28: 28-33.

10) Hamamoto S, Yasui T, Okada A, et al. Developments in the technique of endoscopic combined intrarenal surgery in the prone split-leg position. Urology. 2014; 84: 565-70.

〈濵本周造〉

6-5 Laparoscopic surgery

　1980年代前半までは，開腹による切石術は自然排石が期待できない尿路結石に対する唯一の外科的治療法であった．ところが，1980年代後半の体外衝撃波砕石術（ESWL）の出現とendourology（経尿道的砕石術：TUL，経皮的砕石術：PNL）の医療機器や手術技術の目覚しい進歩によって，開腹による切石術はほとんどその姿を消し，現在尿路結石の治療はESWL，TULおよびPNLによるものとなっている．

　しかしながらサイズの大きな結石や硬い結石に関しては，これらの治療を繰り返して行い，また方法を変えて行うことが必要になることがある．そのために患者の在院日数を延長させるだけでなく，腎機能の回復に悪影響を及ぼし，また砕石片の遺残も問題となってくる．最近では，高騰する医療費にも影響を及ぼしてくるものと考えられる．したがって最近では確実に結石を摘除可能な切石術が少しずつ見直されてきて，症例によっては比較的早期に切石術の選択も考慮するほうが良いと考えられてきている．その場合に，これまでの開腹手術では侵襲が大きいことが問題になることから，開腹に比べ侵襲が少ない体腔鏡下手術を選択することが良いと思われる．

　体腔鏡下切石術は1992年Raboyらによって初めての報告[1]があり，その後数多くの報告がされている（表6-2）．Goelらによるprospective studyによると，体腔鏡下切石術は平均在院日数や鎮痛剤の使用回数などの点で，開腹手術と比べて有意に低いことから，低侵襲であり治療成績も良好であったとの報告がある[2]．これらの結果を踏まえ，体腔鏡下切石術を選択するための適応について考慮する価値はあると考えられる．

1 治療指針

　体腔鏡下切石術は現段階において保険適応申請中の手術方法であることから，ESWL，TULおよびPNLを繰り返し施行してもまったく効果が得られないような症例に対する選択肢になるものと考えられる（表6-3）．

　2012年のEAUのガイドラインでは，①解剖学的な尿路の異常を伴う症例（馬蹄腎，腎の回転異常，異所性腎など），②ESWLやTULによる治療失敗症例，③病的な肥満症例，が鏡視下切石術の治療適応になると定義されている．本邦の報告においても，腎の回転異常を合併する症例や馬蹄腎などの腎奇形，異所性腎，尿管狭窄や尿管の炎症性ポリープを伴う症例，impacted stoneに対して体腔鏡下尿管切石術を施行し有効であったとの報告がある[3,4]．

　欧米では，大きな上部尿管結石（10mm以上）に対するESWL，TULおよび体腔鏡下尿管切石術のRCTが報告されており，体腔鏡下尿管切石術はstone free rateにおいてESWLやTULと比べ有意差を持って優れている．一方，手術時間，入院期間，術後疼痛に関しては劣っていることから，体腔鏡下尿管切石術は症例適応を選んで最終救済治療法として考えるべきであると述べられている[5]．また，15mm以上の上部尿管結石に対するTUL，PNLおよび体腔鏡下尿管切石術のRCTについても同様で，stone free rateは体腔鏡下尿管切石術が最も高かった．一方で手術時間，入院期間については，TULが最も短く，体腔鏡下尿管切石術が最も長い結果であり，治療法の選択には，症例を担当する医師の最も専門的な手技に委ねられるべきであると結んでいる[6]．

　また，体腔鏡下尿管切石術におけるアプローチをどうするかを選択しなければならない．経腹膜

表 6-2 体腔鏡下尿管切石術の報告例

Author	患者数	アプローチ	平均結石径 (mm)	結石部位	平均手術時間 (分)	平均入院期間 (日)	Open conversion (数)	Success rate (%)
Harewood, 1994	9	TP: 8 RP: 1	13.2	U1: 6 U2: 3	158	5.2 (2-14)	No	100
Bellman, 1994	27	TP	19.0	U1	145	4.1 (2-21)	No	100
Micali, 1997	6	TP	14.7	U1: 1 U2: 1 U3: 4	245	3 (1-6)	Yes (1)	83
Sinha, 1997	24	RP	–	–	61	3.6	No	100
Turk, 1998	21	TP	–	U1	90	–	No	90
Nualyong, 1999	10	TP	9.3	U1	181	–	No	100
Keeley, 1999	14	TP	27.2	U1	105	10.5	No	100
Lee, 2000	5	RP	19.0	U1	125	–	No	100
Skrepetis, 2001	18	TP	–	U1: 10 U2: 8	130	3.2 (2-5)	No	100
Goel, 2001	55	RP	21.0	U1: 40 U2: 15	108.8	3.3 (2-14)	Yes	82
Feyaerts, 2001	24	TP: 21 RP: 3	11.5	U1: 19 U2: 2 U3: 3	TP: 107 RP: 140	3.8 (2-10)	No	95
Gaur, 2002	101	TP: 1 RP: 100	16.0	U1: 75 U2: 11 U3: 15	79	3.5	Yes (8)	92
Nouira, 2004	6	RP	25.7	U1	160	–	Yes (1)	83
Soares, 2005	20	RP	21.0	U1–U2	140	3 (1-10)	Yes (1)	94
Flasko, 2005	75	TP: 6 RP: 69	25.0	U1: 6 U2/3: 69	45	3 (2-5)	Yes (1)	98.7
Jeong, 2006	12	RP	18.1	U1	109	4.6 (2-7)	Yes (6)	50
Kijvikai, 2006	30	RP	19.03	U1	121	–	–	97
El-Moula, 2008	74	TP: 8 RP: 66	18.0	U1: 54 U2: 18 U3: 2	58.7	6.4	Yes (4)	94.6
Fan, 2009	40	RP	22.5	U1	93	7	Yes (2)	100
Bove, 2009	35	TP: 18 RP: 17	TP: 18.0 RP: 17.0	–	TP: 75 RP: 102	TP: 4 RP: 5	TP: 1 RP: 0	100
Wen, 2010	20	RP	13.7	U1: 18 U2: 2	38.2	3 (2-5)	No	100

表 6-3 尿路結石に対する鏡視下手術の適応

手技	適応
腎盂切石術	ESWL および endourology の治療失敗例 腎奇形例 （腎回転異常，馬蹄腎，異所性腎など） 腎盂尿管狭窄症合併例
腎切石術	ESWL および endourology 治療の抵抗例 腎奇形例 （腎回転異常，馬蹄腎，異所性腎など）
単純腎摘除術	無機能腎症例
尿管切石術	ESWL および endourology 治療の抵抗例 Impacted stone 尿管狭窄や炎症性ポリープ合併例

アプローチは操作腔が広く，中部尿管や下部尿管にもアクセスできるという利点があるが，腹腔内臓器への侵襲のリスクがある．一方，後腹膜アプローチは操作腔が狭く，治療対象が腎盂・上部尿管に限定される欠点があるが，腹腔内臓器への侵襲のリスクがなく，腎・尿管が後腹膜腔臓器であり，多くの症例で尿路感染を伴っていることをふまえ，感染尿浸潤による腹腔内感染の危惧がないことが大きな利点である[2]．尿管切石術における腹腔鏡下と後腹膜鏡下手術の優位性を調べたRCT の報告[7] によると，stone free rate，手術時間，出血量に関しては，両者間で差を認めなかったが，術後鎮痛剤使用回数，入院期間では後腹膜アプローチのほうが経腹膜アプローチに比べ良好な結果であり，また経腹膜アプローチにおいて術後麻痺性イレウスを 20.8％に認め，後腹膜アプローチでは 0％であったことから，大きな尿管結石や impacted stone に対して尿管切石術を施行する場合には基本的に後腹膜アプローチが選択されるほうが良いであろうと考えられる．一方で，後腹膜の癒着が強い場合や結石が中部/下部尿管に位置する場合などは操作腔が広い経腹膜アプローチを選択したほうが良いであろう．

　尿路結石症診療ガイドラインでは，尿管結石に関する治療方針のアルゴリズムが示されており，TUL または ESWL が第 1 選択になっている．しかし，『開放手術は第一選択とならない』とのみ記載されているだけで，治療抵抗性の尿管結石に対する治療方針の記述はされていない．ESWL，TUL や PNL を行っても治療が完遂できない症例や解剖学的な尿路の異常を伴い治療困難が予想される症例は存在するわけで，このような症例に対してはさらに繰り返し ESWL や endourology を行うのか，あるいは開放手術を選択するのかは，治療の現場において判断を迫られているのが現状である．しかし，開放手術は摘出する結石の大きさに比べて患者に大きな侵襲を加えることになり，術後の QOL 低下を招きやすいことからなかなか開放手術には踏み切れずに，繰り返しESWL や endourology を行っていることも多いと考えられる．そのために，入院期間が長くなるばかりか，治療期間がどんどん長くなり腎や尿管の機能低下を招き，取り返しのつかない事態になることも考えられる．それは，決して患者が望んでいることではないだろう．その際には患者の腎機能低下の危険も考慮し，十分にインフォームドコンセントを行い，できるだけ速やかに切石術へ踏み切るべきである．そしてできれば患者に大きな侵襲を加えることになり術後の QOL 低下を招きやすい開放手術ではなく，体腔鏡下手術が選択されるべきであろう．体腔鏡下手術はその低侵襲性から，早期離床，在院日数の短縮，早期社会復帰が可能になり，また高い stone free rate から考えて，安全で有効な治療法として選択肢の 1 つになり得ると考える．

2 術前術後の注意点

　術前の確認事項として以下の 3 点を提示する．

（1）尿路感染の有無

　尿路感染があるようなら尿培養にて菌の同定を行い，術前に抗生剤投与し治療しておく．尿漏を防ぐため術中尿管スプリントカテーテルの留置も考慮する必要がある．

（2）結石の位置

　術直前に結石の位置を必ず確認しておくことが大切である．体腔鏡下尿管切石術は中部尿管結石や下部尿管結石に対しては後腹膜アプローチでは不向きあることから，結石部位に変化がある際には術前に経腹膜アプローチへ切り替える必要があるためである．また術前，腎内へ自然に push up されていることもあり，術中結石がわからず open conversion にならないとも限らないため

である.

（3）結石より尾側の尿管の情報

結石の遠位側に狭窄がないかどうか術前に逆行性尿管造影を行って確認しておくことは必要である. 場合によっては狭窄部を含めた尿管部分切除術を行う必要もあり, 事前の把握は大切である.

術後の注意点および確認事項として以下の3点を提示する.

（1）尿路感染対策

術中に腎盂内の尿による感染が生じる可能性がある. ドレーンの抜去時期に注意する必要がある. また術前の尿培養の結果なども参考に抗生剤の選択を行う.

（2）尿管ステントカテーテル抜去の時期

尿管ステントカテーテルは術後4週ごろに抜去している. 術後の尿路感染, 排尿時痛などに伴う患者のQOL低下などにより抜去の時期が前後することもある.

（3）患側腎の機能改善チェック

術後の確認として患側腎の機能がどの程度改善しているかを検査しておく必要がある. 術後3か月を目安に尿路造影検査または造影CT検査を施行している.

3 手術手技

アプローチとして後腹膜腔アプローチと腹膜腔アプローチがあるが, ここでは後腹膜鏡下尿管切石術について述べる. 基本的にはGaurの方法[8]に準じて行う. 体位は患側を上にした腎摘位とし側腹部を充分に伸展した状態で固定する. 第1ポートは第12肋骨と腸骨稜の中間に12mmの皮膚切開を置きPDBバルーンを用いて後腹膜腔のballoon dilationを行い, カメラポートを挿入し気腹圧8～10mmHgで開始する. 第2・第3ポートは5mmと12mmのポートを置き, 通常は3ポートで手術を支障なく行うことができる（図6-35）. ポート位置は後腹膜鏡下腎摘除術よりも全体的に尾側に置くほうが手術はやりやすい. 腸腰筋の腹側を走行する尿管を同定・剝離し, 結石位置の同定を行う. 結石の嵌頓部は周囲の線維性癒着を伴い, その膨隆により比較的容易に判定できる. しかし結石嵌頓部位の尿管は周囲組織と著明に癒着しており剝離は困難であるケースが多い. ただ結石のpush upを避けるため結石の腎盂側に血管テープをかけて尿管を確保する方がよい. 結石の直上で尿管の走行に沿って必要最小限の長さで鋭的に切開し結石を壊さないように癒着した尿管内腔と剝離し摘出する. 腎盂から溢流してくる尿を充分に吸引したのち3号ネラトンカテーテルをポートから挿入し腎盂を洗浄する. さらに尾側にも挿入し残石がないかを確認する. 腎杯結石があるようなケースでは, ポートから軟性尿管鏡を挿入してバスケット鉗子を用いて抽石することも可能である. 尿管内に肉芽形成や狭窄がなければ必ずしも尿管ステントカテーテルの留置は必要ない. 尿管切開部は4-0 vicrylで結節縫合する. 結石はエンドパウチに収納して第1ポートまたは第3ポートより取り出す. 結石が大きい場合にはパウチ内で砕石する. 後腹膜腔にドレーンを1本留置して閉創する. 尿管ステントカテーテルの留置を行う場合には必ずしも後腹膜腔にドレーンを留置する必要はない.

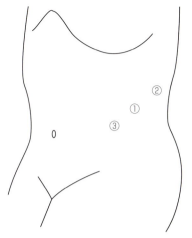

図6-35 後腹膜鏡下尿管切石術（左）でのポート位置
①: 12mm（カメラポート）第12肋骨と腸骨稜の中間
②: 5mm ③: 10mm

4 合併症

体腔鏡下尿管切石術の主な合併症として以下の4点を提示する．

1. 尿管狭窄

尿管切石術後の尿管狭窄の頻度は2.5〜24％と様々な報告がある[3]．尿管狭窄を起こす原因としては術後炎症による尿管周囲の線維化，尿管切開に電気メスを使用することによる組織の炭化，tightな尿管縫合による尿管壁の虚血化などが挙げられる．

2. 尿漏

尿漏は3.4％程度とされ，嵌頓結石，慢性炎症，炎症による脆弱な尿管壁などの条件下に多いと報告されている[9]．したがって長期間嵌頓している結石の場合には，尿管ステント留置が必要であると考えられる．また前述のごとくtightな尿管縫合による尿管狭窄の危険性がある反面，尿漏を防止するためにtightな尿管縫合が必要であるケースも考えられる．

3. Open conversion

体腔鏡下尿管切石術のopen conversionの頻度は10％以下というものから50％程度とするなど様々な報告がある[10,11]．体腔鏡下尿管切石術を選択されるケースはESWLやTULなどで尿管周囲の炎症により周囲組織との強固な癒着をきたしている場合が多く，またそのために結石位置の同定ができなくなり手術が困難になる場合があると考えられる．

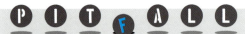

①結石の push up の可能性
体腔鏡下尿管切石術の適応になるような症例では，結石が尿管の粘膜と癒着しているような impact stone が多いと考えられるが，時には尿管の剥離操作などにより結石が腎内へ push up される可能性がある．そのような場合，体腔鏡下手術であれば軟性尿管鏡とバスケットカテーテルを用いて結石を確保する必要も出てくることがある．結石の push up を避けるため結石の腎盂側に血管テープをかけて尿管を確保するなどして結石が push up しないよう注意することが大切である．

②体腔鏡下手術での DJ 尿管カテーテル挿入手技が難しい
術後の尿漏が心配で DJ 尿管カテーテル挿入を行う場合があるが，鏡視下でのカテーテル留置は以外に難しい．ポートよりのガイドワイヤーやカテーテル操作が難しく，またカテーテル尾側が膀胱内に充分到達しているかの確認も難しい．切石術終了後，砕石位に変換して逆行性に DJ 尿管カテーテルを留置するのが確実かもしれない．

4. 体腔鏡下手術に特有なもの

　体腔鏡下手術に特有な合併症としては，皮下気腫とガス塞栓が挙げられる．後腹膜鏡下尿管切石術の場合には，気腹圧を 8〜10mmHg で行い，手術時間も 1〜2 時間程度のものと予想されることから，皮下気腫とガス塞栓などの合併症が起こる可能性は低いと考えられるが，術後血液ガスのチェックなど注意は必要である．

【症例】
　45 歳男性
　健診の腹部エコーにて左水腎および尿管結石を認め当科紹介受診．KUB では左上部尿管に 17×27mm 大の結石を認めた（図 6-36）．腹部造影 CT 検査では，尿管，腎盂は拡張しており腎皮質の濃染は低下しており機能低下が示唆された（図 6-37）．左尿管結石に対し ESWL を 3 回施行（1

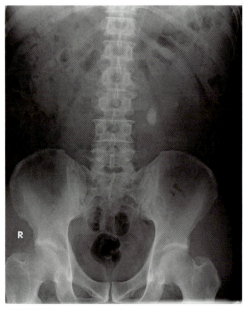

図 6-36　KUB（ESWL 治療前）

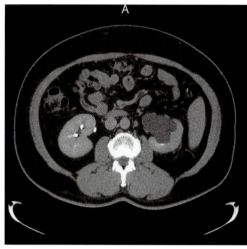
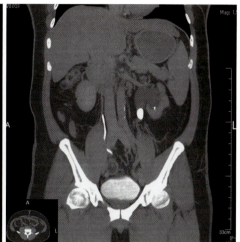

図6-37　腹部造影CT（ESWL治療前）

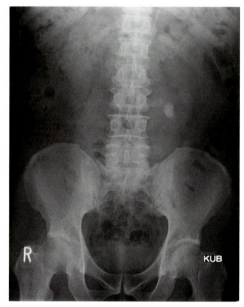

図6-38　KUB（ESWL 3回治療後）

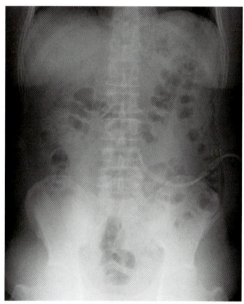

図6-39　KUB（術後1日目）

回4000shots）するもKUB上変化なし（図6-38）．患者さんにTULを説明し薦めるも拒否され，より確実に結石を摘出可能な体腔鏡下尿管切石術を希望され施行した．手術は後腹膜腔アプローチにて行った．尿管を剥離し結石の頭側で確保（図6-41），尿管を切開し（図6-42），結石を抽出した（図6-43）．結石はまったく砕けていなかった．尿管内，腎盂内を十分に洗浄し（図6-44），DJカテーテルは留置せず，4-0バイクリルで結節縫合した（図6-45）．ドレーンチューブを後腹膜腔に留置し手術を終了した．手術時間87分，出血少量であった．術後1日目に離床開始し，尿道バルーンカテーテルを抜去した．術後1日目のKUB（図6-39）では残石を認めなかった．術後5日目に後腹膜腔ドレーンを抜去し，術後6日目に退院した．結石成分は，シュウ酸カルシウ

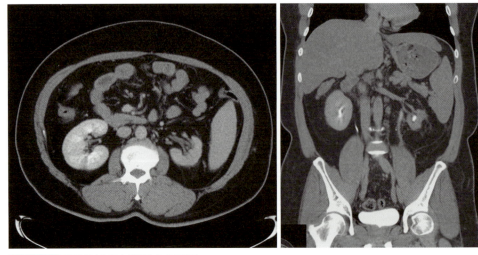

図 6-40 腹部造影 CT（術後 3 か月目）

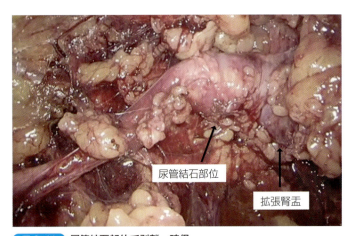

図 6-41 尿管結石部位で剥離・確保

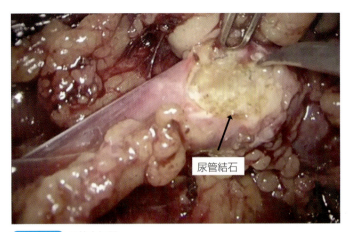

図 6-42 尿管を切開

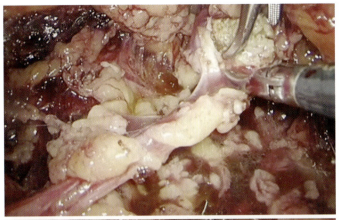
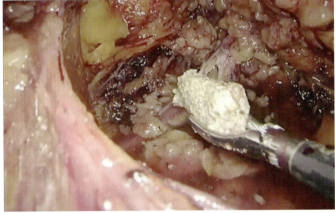

図6-43 結石を抽出

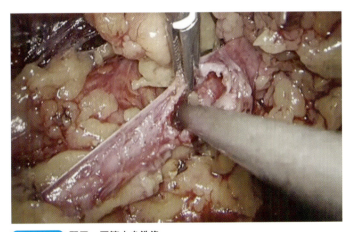

図6-44 腎盂・尿管内を洗浄

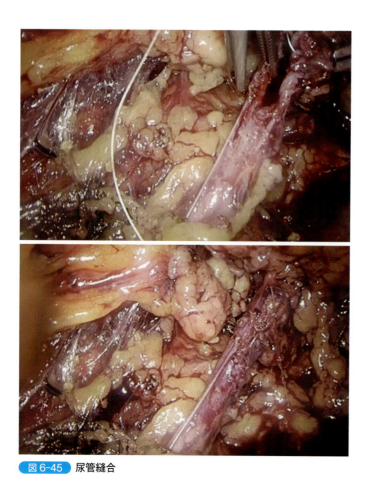

図 6-45　尿管縫合

ム：75％，リン酸カルシウム：25％であった．術後 3 か月目の腹部造影 CT（図 6-40）では，術前の水腎症は改善され，造影剤の描出も認められた．患者さんの満足度は高かった．

結語

　体腔鏡下手術が普及し，泌尿器科領域においても腎摘除術や副腎摘除術では体腔鏡下手術が第 1 選択となっている．しかし，腎・尿管結石に対しては低侵襲治療である ESWL や TUL，PNL の治療成績が良好であることから体腔鏡下手術が保険適応には至っていない．一方，実臨床の場において，ESWL や TUL，PNL を繰り返し行うための治療の長期化，結石遺残の問題，長期間の治療に伴う腎機能低下，医療費の高騰などの点から患者側も確実に結石を摘出でき，比較的侵襲が低い体腔鏡下手術を希望されるケースが増加してきている．

　今後はインフォームドコンセントをしっかり行い，適応を決めて体腔鏡下尿管切石術を取り入れていくべきであると考える．そのためには早急にこの術式が保険収載されることを願う．

【文献】

1) Raboy A, Ferzli GS, Ioffreda R, et al. Laparoscopic ureterolithotomy. Urology. 1992; 39: 223-5.

2) Goel A, Hemal A. Upper and mid-ureteric stone: a prospective unrandomized comparison of retroperitoneoscopic and open ureterolithotomy. BJU Int. 2001; 88: 679-82.

3) 牛田　博, 水流輝彦, 景山　進, 他. 著明な炎症性ポリープを合併した尿管結石に対する後腹膜鏡下尿管切石, ポリープ切除術の1例. Jpn J Endourol ESWL. 2009; 22: 115-9.

4) 佐々木有見子, 柑本康夫, 西澤　哲, 他. 腹腔鏡下腎盂切石術を施行した馬蹄腎の1例. 泌尿紀要. 2012; 58: 87-91.

5) Lopes Neto AC, Korkes F, Silva JL, et al. Prospective randomized study of treatment of large proximal ureteral stones: extracorporeal shock wave lithotripsy versus ureterolithotripsy versus laparoscopy. J Urol. 2012; 187: 164-8.

6) Basiri A, Simforoosh N, Ziaee A, et al. Retrograde, antegrade, and laparoscopic approaches for the management of large, proximal ureteral stones: a randomized clinical trial. J Endourol. 2008; 22: 2677-80.

7) Singh V, Sinha RJ, Gupta DK, et al. Transperitoneal versus retroperitoneal laparoscopic ureterolithotomy: a prospective randomized comparison study. J Urol. 2013; 189: 940-5.

8) Gaur DD, Agarwal D, Purohit K, et al. Retroperitoneal laparoscopic ureterolithotomy for multiple upper and mid ureteral calculi. J Urol. 1994; 151: 1001-2.

9) Kijvikai K, Patcharatrakul S. Laparoscopic ureterolithotomy: Its role and some controversial technical consideration. Int J Urol. 2006; 13: 206-10.

10) Gaur DD, Triverdi S, Prabhudesai MR, et al. Laparoscopic ureterolithotomy: technical considerrations and long-term follow up. BJU Int. 2002; 89: 339-43.

11) Jeong BC, Park HK, Byeon SS, et al. Retroperitoneal laparoscopic ureterolithotomy for upper ureter stones. J Korean Med Sci. 2006; 21: 441-4.

〈辻畑正雄〉

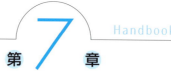

第7章 再発予防

7-1 検査・診断

　尿路結石症は，様々な要因が重なり発症する多因子疾患であり，その成因は十分に解明されていない．5年以内に約50％で再発するとされ，再発予防は非常に重要で，尿路結石の成分分析に基づいた再発予防が望ましい．

　近年の研究の進歩から，カルシウムや尿酸を含有する尿路結石症はメタボリックシンドロームのひとつであると言われるようになった．高血圧や糖尿病などの発症年齢よりも若年に尿路結石症の発症ピークがあるため，メタボリックシンドローム発症のアラームとも捉えられている．また，定期的通院による水分摂取の励行等の指導で再発が低下することも証明されている．そして，これまでの尿路結石症ガイドラインにおいても再発予防の基本は，水分摂取，肥満防止，食生活改善と唱えられている[1,2]．したがって，泌尿器科医と一般内科医との連携した診療が求められる．

　再発を繰り返す患者の評価として，現病歴，家族歴，既往歴はもちろんのこと，生活習慣に関する情報を聴取し，尿流の停滞などの形態学的異常や尿路結石の成分分析や尿化学検査による代謝性疾患の精査が必須である．具体的な検査方法はガイドブックの他項を参照されたい．

　検査・診断までの一連の流れを図7-1に示す．欧州泌尿器科学会による尿路結石症ガイドライン[3]がよく整理されていて参考になる．まず，結石成分を分析し，基本的な検査として，尿沈渣，尿化学，血液生化学，血液ガス分析を行い，尿路結石形成のリスク（表7-1）を確認し，低リスクであれば一般的な予防，高リスクであれば，さらに疾患特異的な代謝物測定を追加し，より当該疾患に適した再発予防を行うというチャートである（図7-1）．

　尿中シュウ酸排泄の上昇は尿路結石形成の危険因子のひとつである．Robertsonら[4]は尿中のシュウ酸が軽度上昇した状態をmild hyperoxaluriaと名付け，その重要性を指摘した．尿中のカルシウムとシュウ酸のモル比は20：1とされ，尿中シュウ酸の軽度の上昇であっても飽和度に与える影響は非常に大きく，結石形成は尿中シュウ酸濃度に指数関数的に比例する．シュウ酸カルシウム結石を成分とする尿路結石症患者の中にmild hyperoxaluriaを認めるものが含まれている．原因としてシュウ酸とその前駆物質の多量の摂取や消化管からのシュウ酸吸収，シュウ酸代謝異常の関与が考えられることから，それらの評価の重要性が指摘されている．そこで，シュウ酸含有食

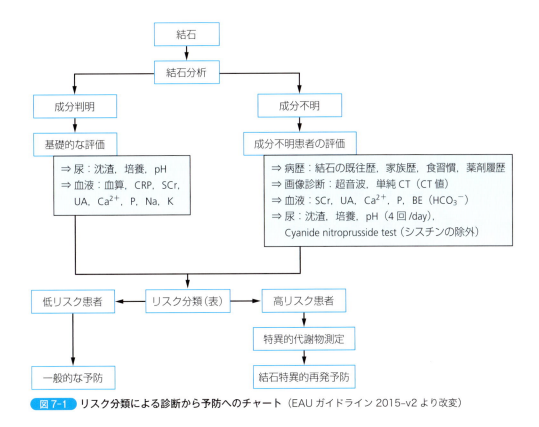

図 7-1 リスク分類による診断から予防へのチャート（EAU ガイドライン 2015-v2 より改変）

品の多量摂取症例【症例 1】とシュウ酸の先天性代謝性疾患症例【症例 2】を以下に紹介する．

【症例 1】

過去に 2 回の尿路結石を疑わせる疼痛発作の既往をもつ 34 歳女性で，右側腹部の疝痛で受診した．中部尿管に 8mm の結石を認め，EWSL で治療し，その 6 か月後には左腎に 5mm の結石を認めた．尿中のシュウ酸を含む尿化学検査を行い，高シュウ酸尿症（53mg/day）と診断した．左腎結石は自然排石した．尿路結石の家族歴はなく，問診からピーナッツの多量摂取が高シュウ酸尿症の原因と考えられ，摂取を中止すると尿中のシュウ酸排泄は正常化し，その後 5 年間，尿路結石の再発はない．

【症例 2】

15 年の血液透析歴をもつ 51 歳男性で，腎不全の原因は不明であるが幼少期から尿路結石症を繰り返し，腎石灰化を認め，血液透析導入直後より手指末端への異所性石灰化があった．原発性高シュウ酸尿症のスクリーニングを行い，新規の mutation をもつ原発性高シュウ酸尿症 2 型と診断した[5]．

表7-1	高リスク尿路結石症（EAU ガイドライン 2015-v2 より改変）

遺伝的要因	尿路結石形成に関与する解剖学的異常
• 早期発症の尿路結石（特に小児やティーンエイジャー） • 家族性尿路結石症 • Brushite 含有結石（CaHPO$_4$・2H$_2$O） • 尿酸や尿酸塩含有結石 • 感染結石 • 単腎（腎そのものにリスクはないが，再発予防が重要である）	• 海綿腎（尿細管拡張） • 腎盂尿管移行部狭窄 • 腎杯憩室，腎杯嚢胞 • 尿管狭窄 • 膀胱尿管逆流 • 馬蹄腎 • 尿管瘤

尿路結石形成に関与する疾患	尿路結石形成に関与する薬剤（尿中結晶形成促進）
• 上皮小体機能亢進症 • メタボリックシンドローム • 腎石灰化症 • 消化管疾患（空腸回腸バイパス，腸切除，クローン病，吸収不全状態，尿路変更後の腸性高シュウ酸尿症，肥満外科術後） • サルコイドーシス	• アロプリノール/オキシプリノール • アモキシシリン/アンピシリン • セフトリアクソン • キノロン • エフェドエリン • インジナビル • 三ケイ酸マグネシウム • スルホンアミド • トリアムテレン • ゾニサミド

遺伝的に確定される尿路結石形成疾患
• シスチン尿症（type A, B and AB） • 原発性高シュウ酸尿症（PH1, 2 and 3） • 尿細管性アシドーシス type I • 2,8-ジヒドロキシアデニン結石症 • キサンチン尿症 • レッシュ・ナイハン症候群 • 嚢胞性線維症

【文献】

1）日本泌尿器科学会，日本 Endourology・ESWL 学会，日本尿路結石症学会，編. 尿路結石症診療ガイドライン. 東京: 金原出版; 2002.

2）日本泌尿器科学会，日本泌尿器内視鏡学会，日本尿路結石症学会，編. 尿路結石症診療ガイドライン 2013 年版. 第 2 版. 東京: 金原出版; 2013.

3）EAU-Guidelines-Urolithiasis-2015-v2.http://uroweb.org/wp-content/uploads/22-Urolithiasis_LR_full.pdf.

4）Robertson WG, Peacock M. The cause of idiopathic calcium stone disease: hypercalciuria or mild hyperoxaluria? Nephron. 1980; 26: 105-10.

5）Yamanouchi M, Ubara Y, Takayama T, et al. Calcified nodules on fingers in a primary hyperoxaluria type 2. Lancet Diabetes Endocrinol. 2015 Nov 2. [Epub ahead of print].

〈高山達也〉

7-2 飲水・食事

　肥満，高血圧，脂質異常症や糖尿病などの生活習慣病は，尿路結石症の発症リスクを増大させることが知られている[1]．また尿路結石症の原因の一つとして，食生活の欧米化に伴ったエネルギー摂取量の過多，蛋白質，脂質や糖質の過剰摂取，野菜や海藻類の摂取不足などの食事内容や食事習慣の関与が指摘されている．

　上部尿路結石症の男性では43％，女性では31％の患者がメタボリックシンドロームを合併しており[2]，わが国のメタボリックシンドロームの統計（2011年国民健康・栄養調査：男性28.8％，女性10.4％）と比較しても高頻度である．尿路結石症の発症の時点でメタボリックシンドロームの診断基準を満たしていなくても，肥満，高血圧，脂質異常や血糖異常を合併する例は極めて多く，尿路結石症はメタボリックシンドロームへの警鐘と言えるのかもしれない．

　尿路結石症に対する飲水指導を含めた食事内容や食事習慣の是正のための指導は，以前からその重要性が知られており，その指導内容は，生活習慣病との共通点が多い[3]．患者の栄養素の過不足や食事習慣を評価し，適切な栄養指導介入を行うことは，尿路結石症の再発予防のみならず，メタボリックシンドロームの合併症である心血管・脳血管イベントの防止対策にもつながると思われる．しかし実際には，尿路結石除去後は，その原因追及を忘れがちとなり，再発防止対策としての栄養食事指導の機会を逸することが多いのが実情ではないだろうか．医師にとって栄養食事指導は，時間的，あるいは保険上の制約もあり，必ずしも積極的にアプローチできない側面もあるが，管理栄養士に加え，看護師や臨床検査技師などのコメディカルスタッフとの協力体制が確立されていれば，比較的円滑に運用が可能である．本項では，尿路結石の再発予防のための飲水・食事指導について，実例を交えて解説したい．

1 ガイドラインにおける栄養食事指導

　わが国の尿路結石症診療ガイドラインでは，水分摂取は再発予防に対して有効と記載されている[4]．飲水指導は，結石成分や発生原因のいかんに関わらず標準的に行われるべきであり，再発予防には1日尿量が2000mL以上となるように水分を摂取することが必要である．そのため食事以外に1日2000mL以上の飲水指導が推奨されている．なおAmerican Urological Association（AUA）[5]とEuropean Association of Urology（EAU）[6]のガイドラインにおいて欧米での1日飲水量の推奨は，2500mL以上である．

　一方，栄養食事指導は，偏食や過食を是正し，規則正しく，好き嫌いのないバランスのとれた食生活を送ることが目標となる．栄養素摂取量からみた食事指導では，①動物性蛋白質の過剰摂取制限，②カルシウムの適量摂取推奨，③塩分の過剰摂取制限，④シュウ酸や脂質の過剰摂取制限，⑤炭水化物の適量摂取推奨，⑥クエン酸の適量摂取推奨，が記載されている[7]．また食生活からみた食事指導では，①3食のバランスをとり，朝食の欠食や夕食の過食を是正する，②夕食から就寝までの間隔は4時間を目標とする，ことが推奨されている[7]．

　栄養食事指導の難しい点は，尿路結石の種類，尿や血液データの異常値，患者の食事摂取内容，食事摂取量や食事時間など，個々の患者によって問題点が異なるため，共通した指導が計画しにくいことが挙げられる．そのため，わが国の診療ガイドライン[4]では，以下のClinical Question

表7-2 食事指導料に規定されている特別食（尿路結石症と関連深い疾患を抜粋）

特別食	対応する疾患名（検査値）や留意点
脂質異常症食	LDL コレステロール値が 140mg/dL 以上，または HDL コレステロールが 40mg/dL 未満もしくは中性脂肪値が 150mg/dL 以上
肝臓食	脂肪肝，慢性肝炎，肝硬変，閉塞性黄疸
痛風食	痛風，高尿酸血症
腎臓食	急性腎炎，慢性腎炎，ネフローゼ症候群，糖尿病性腎症，急性腎不全，慢性腎不全，腎盂腎炎
糖尿病食	1 型糖尿病，2 型糖尿病
減塩食	心疾患，高血圧症：塩分の総量が 6.0g 未満のものに限る
高度肥満症食	肥満度が＋40％以上，または BMI が 30 以上の患者に対する治療食

により具体的に対策を示している．①シュウ酸はどのような食物に多く含まれるか？　またシュウ酸の摂取について工夫すべきことはあるか？　②プリン体の多く含まれる食物は尿路結石の再発を促進するか？　③塩分の取りすぎは尿路結石再発の危険因子になるか？　④繊維性食物の摂取は尿路結石再発の予防になるか？　⑤カルシウム結石の再発予防には一定量のカルシウム摂取が必要か？　である．なお AUA[5] や EAU[6] のガイドラインにおいても，塩分摂取制限，シュウ酸摂取制限，動物性蛋白の摂取制限，果物，野菜，食物繊維とカルシウムの適正摂取は共通した推奨例として述べられている．

エキスパートのポイント

尿路結石症の再発に対する栄養食事指導の実際

当院では，尿路結石症に関する診療で入院する際，まず該当患者の既往歴や臨床データより，食事指導料に規定する疾患の有無について慎重に判断する．食事指導料に規定する特別食（表7-2）に対応する疾患や検査値が合致した場合は，普通食から特別食に切り替える．その後，それに準じた栄養食事指導の指示が，主治医から管理栄養士に行われ，入院中 1〜2 回の入院時栄養指導が実施される．退院時には食事記録表を患者に配布し，その記載をもとに外来栄養指導に移行する．なお入院加療が短期間の場合は，外来栄養指導のみが行われる．食事記録表には，朝食，昼食，夕食，酒，間食などの記入欄があり，患者は食品や飲料の摂取時刻とその内容（献立名，使用材料，分量など）を 1 週間継続して記録する．内容が不明，あるいは記入漏れの箇所は，外来での管理栄養士による面談の際，詳細に聞き取り調査し，総合評価を行う．外来栄養指導は，通常，主治医の再診日に合わせて実施し，採血データや画像診断の結果も含めて，退院後の行動変容を評価する．最終的には患者の目標達成に向け，数か月間隔で継続指導を行う手順で進めている[8]．一方，具体的な食事内容については，患者の尿路結石症の原因と考えられる病態（低クエン酸尿，低マグネシウム尿，高シュウ酸尿，高尿酸尿，酸性尿など）に応じた結石再発予防レシピを考案して，患者教育にも利用している[9]．

これらの手順により，尿路結石の再発予防を含めた栄養食事指導が実施された 80 例の検討では，尿路結石に合併した病態は，脂質異常症 32％，内臓脂肪蓄積 31％，肥満 28％，高血圧 21％，高尿酸血症 12％，糖尿病 8％などであった．具体的な指導内容は，「尿をアルカリ化する食品の推奨」と「尿を酸性化する食品の制限」が最も多く（42％），続いて「エネルギー制限」36％，「塩分制限」29％などであった．食事記録により推定されたエネルギー摂取量は，75％に摂取過剰が認められた．体重増加の危険域とされる 300kcal 以上の過剰摂取は 58％に認められ，1000kcal 以上の過剰摂取も 11％に存在していた．また食行動の分析では，適正エネルギーの 50％以上を，夕食で摂取している患者が 44％に認められ，さらに 1 日の適正エネルギーを夕食のみで摂取している患者は，14％にも及んでいた．このように適切な栄養食事指導を行うための情報収集により，食生活に関わる他の問題点も明らかにすることができた．

・栄養食事指導が有用であった例
（尿路結石症にメタボリックシンドロームを合併）

患者：46 歳，男性（右尿管結石に対する ESWL 後），会社員

既往歴：10 年前に尿路結石の治療歴あり

合併症：高尿酸血症，慢性腎臓病（G3a），脂肪肝，肝機能障害，脂質異常症，高血圧

検査成績等

身長 165.5cm，体重 88.9kg，BMI 32.5kg/m^2（高度肥満）

血圧 145/92mmHg，腹部内臓脂肪 228cm^2（CT での測定）

24 時間尿化学検査：酸性尿，低クエン酸尿

栄養士による調査で判明したこと

① 3 食の内容は惣菜パンや惣菜弁当などであり，全て中食で済ます（調理済みの食品を自宅で食べること）

②昼食はカップ麺が中心で，汁はすべて飲み干す

③ 22 時に帰宅後，食事と飲酒を行い，すぐに就寝

④飲酒内容（ビール，チューハイを各 500mL，休肝日は月 2 回）

⑤夕食とは別につまみを摂取（焼きとり 5 本，唐揚げ 5 個など）

⑥ 1 年前に転居後，趣味のゴルフも中断し，運動は行わず

⑦ 1 日の野菜摂取量は，20g 以下

⑧果物や乳製品は，ほぼ摂取せず

⑨飲水は，主に緑茶 1 日 1000mL 程度

栄養状態の推定

①エネルギー摂取量は，約 1000kcal 過剰

②塩分は，16.7g/日の摂取

③適正エネルギーの約 50％を脂肪で摂取

指導内容と患者の行動変容

①食事記録や血圧手帳の記入の推奨（次回，栄養指導時に提出）

②節酒や休肝日の目標設定

③栄養成分表示の確認（総エネルギー量，脂質量や塩分量など）の推奨

④野菜，海藻類や乳製品の摂取を推奨

⑤自炊と米飯の計量を推奨

⑥水分摂取励行（目標：1 日 2000mL）

⑦ゴルフやウォーキング（40～60 分）の開始

⑧夕食の早期摂取を推奨

成果

6 か月で 3 回の栄養食事指導を施行

① BMI：32.5 から 29.2 に減少

②体重：8.8kg の減量

③血圧：降圧薬（ARB）で正常化

④検査値：肝機能，尿酸値，脂質異常値の正常化

⑤定期的な栄養食事指導を継続中

PITFALL

尿路結石症の再発予防における栄養食事指導の問題点

尿路結石症は多因子疾患であり，そのなかでも食事に関係する因子は，水分，シュウ酸，カルシウム，尿酸（プリン体），塩分，炭水化物，動物性蛋白，脂肪，クエン酸，マグネシウムや食物繊維など多岐にわたる．実際には，尿路結石の種類によってこれらの重要性が異なること，また多くの結石患者では複数の問題点を有していることから，尿路結石症の再発に対する栄養食事指導を画一的に行うことは困難である．

一方，わが国のランダム化比較試験がないことから，尿路結石症診療ガイドラインでは欧米での研究結果を参考にしている．しかし食事摂取量や食事習慣に加えて，食事の種類や嗜好などが，人種間で大きく異なっていることから，日本人にすべてを適応させることはできない．

また栄養食事指導の基本となる数値が，時代によって，あるいは各疾患のガイドラインによって異なるのも，医師側が栄養食事指導を実践しにくい要因の一つとなっている．たとえば塩分制限について，尿路結石症診療ガイドライン[7]は，2002年の時点では，塩分摂取を10g/日未満と規定しているが，高血圧および癌と食塩摂取との関連を検討した疫学研究，さらに近年の日本人の食塩摂取量の推移や欧米の食塩摂取量を参考として，最新の日本人の食事摂取基準（2015年版）では，塩分摂取目標量を成人男性8.0g/日未満，成人女性7.0g/日未満に引き下げている．また高血圧治療ガイドライン2009では，高血圧患者の食塩摂取量として6g/日未満を推奨しており，高血圧を有する尿路結石患者においては，これが指導の目標である．

一方，乳製品や肉などの動物性蛋白に多く含まれる飽和脂肪酸は，重要なエネルギー源であり，摂取量が不足の場合，総死亡，冠動脈疾患死亡，脳卒中死亡や脳出血罹患率が増加すると考えられている．逆に，摂取量が過剰の場合は，冠動脈疾患，肥満や糖尿病の増加が示されており，動物性蛋白質は，すべてを制限するのではなく，飽和脂肪酸の不足のない状態での制限を考慮した指導が必要である[9]．コレステロールについては，古くから摂取制限が，なかば常識的と考えられていたが，食事中コレステロール量と血中コレステロール値の関連を示すエビデンスが明らかではなく，日本人の食事摂取基準（2015年版）から，生活習慣病予防のための目標量が廃止された．

飲水量についても，十分な水分摂取は，結石再発予防で最も重要であることに疑いはないが，患者指導の際，目標の飲水量摂取を苦痛に感じる患者も少なくない[10]．また水分摂取量は，年齢，体格，腎機能，代謝率，気温，体温や発汗量など，様々な条件を考慮する必要があり，個々の患者により異なる基準を設定することが理想である[11]．日常摂取する飲料には様々な種類があるが，水分の補給源については明記されておらず，実際に患者を指導する際，どのような飲料が好ましいのかの根拠を示すことができない．尿路結石症診療ガイドライン[7]には，日本人の生活習慣からは，現実的には水道水やシュウ酸含有量の少ない茶類が最も適しているとの記載があるものの，前述のようにシュウ酸を含む飲料の客観的データに乏しいのも現状である．

おわりに

尿路結石症患者には，肥満体型が多く，内臓脂肪蓄積や既に何らかの生活習慣病を合併していることも少なくない．したがって結石治療の初期段階において，患者に適切な栄養指導介入を行い，栄養素の過不足や食習慣を評価することは，結石の再発予防だけでなく，その後の患者に起こりうる合併症の予防にも繋がる可能性が高い．

尿路結石の再発予防のための飲水・食事指導は，個々の患者の合併症やライフスタイルを交えて分析し，できる限り配偶者や親族を交えて複数回行うこと，長期的に維持できる内容であること，定期的なフォローが継続されていることなどが重要である．医師にとって，結石除去後の成因追及や再発防止対策は消極的となりがちであるが，管理栄養士に加え，看護師や臨床検査技師などのコメディカルスタッフが連携したチーム医療を構築していれば，意外と容易に実践が可能である．患

SideMemo

栄養食事指導のコスト

尿路結石症患者の臨床データを詳細に分析し，水分摂取や食事に関する問題点を見出すことができたとしても，現状では，尿路結石の再発予防の目的で，栄養食事指導料を算定することはできない．栄養食事指導料（入院，外来とも130点）は，厚生労働大臣が定める特別食（**表7-2**）を医師が必要と認めた入院または外来患者に対し，当該保険医療機関の管理栄養士が医師の指示に基づき，患者ごとにその生活条件，嗜好を勘案した食事計画案などを必要に応じて交付し，概ね15分以上，療養のため必要な栄養の指導を行った場合に算定可能となる．付記されている条件として，医師の管理栄養士への指示事項は，少なくとも熱量・熱量構成，蛋白質量，脂質量についての具体的な指示を含まなければならず，医師側も相応の配慮が必要である．

われわれは，入院時の検査成績，既往歴や投薬内容から，特別食が必要な病態があれば，まず該当する疾患にあわせて食事内容を変更，その後，患者の有する尿路結石症の危険因子（尿量低下，酸性尿，高シュウ酸尿，高尿酸尿，低マグネシウム尿，低クエン酸尿など）を挙げたうえで，医師と管理栄養士が協議して，適切な栄養食事指導を開始している．実際には，70%以上の患者が，尿路結石に加え，糖尿病，脂質異常症，痛風，高血圧症，高度肥満などの，特別食を必要とする何らかの病態を有していた．特に合併症がなく，特別食は必要としないが，尿路結石を繰り返している例，結石を複数個有している例や24時間尿化学検査で異常値を示した例においては，栄養食事指導料を算定することはできないが，当院では管理栄養士の協力の下，該当する異常に対する食事指導を積極的に行っている．

者側から見ても，医療側全体からの適切なアプローチがあれば，飲水や食事に対する興味が増し，生活習慣の改善に対する意識はかなり変化する．

栄養食事指導を，面倒な，難しいものとして敬遠してしまっては，患者にとって生活習慣病を予防する契機を失うことにつながり，将来的には不利益と予想される．尿路結石症を防ぐ飲水や食事の管理は，生活習慣病のそれとの類似点も多いため，もし結石成分分析や24時間尿生化学データの入手や詳細な指導が困難な場合は，取り急ぎ，塩分制限や肥満対策を目的とした一般的な栄養食事指導を適応しても差し支えない．まず簡素なものでも良いから，患者の立場に応じた指導を試みることを勧めたい．

【文献】

1) Sakhaee K. Recent advances in the pathophysiology of nephrolithiasis. Kidney Int. 2009; 75: 585-95.

2) 山口　聡. メタボリックシンドロームと尿路結石. Clinical Calcium. 2011; 21: 1489-95.

3) Iguchi M, Umekawa T, Ishikawa Y, et al. Clinical effects of prophylactic dietary treatment on renal stones. J Urol. 1990; 144: 229-32.

4) 日本泌尿器科学会，日本泌尿器内視鏡学会，日本尿路結石症学会，編. 尿路結石症診療ガイドライン 2013 年版. 東京: 金原出版; 2013. p.93-111.

5) Medical Management of Kidney Stones: AUA Guideline（2014）
http://www.auanet.org/education/guidelines/management-kidney-stones.cfm

6) Türk C, Knoll T, Petrik A, et al. Guidelines on Urolithiasis（2015）
http://uroweb.org/guideline/urolithiasis/

7) 日本泌尿器科学会，日本 Endourology・ESWL 学会，日本尿路結石症学会，編. 尿路結石症診療ガイドライン. 東京: 金原出版; 2002. p.64-8.

8) 山口　聡, 松本真奈美. 尿路結石症の診療と再発予防におけるチーム医療の実践. Medicament News. 2014; 2153: 13-4.

9) 松本真奈美. 尿路結石症と栄養食事指導. 日尿結石誌. 2013; 12: 20-37.

10) 山田倫子, 田丸香津美, 松浦礼子, 他. 当院における尿路結石患者の水分摂取状況の実態について. 日尿結石誌. 2014; 13 (2): 138-43.

11) 鎌田敦子, 河村実奈, 古川直子, 他. 尿路結石症患者に対する再発予防指導方法の検討. 水分摂取指導について. 日尿結石誌. 2015; 14 (2): 235-8.

〈山口　聡〉

7-3 薬物療法

1 薬物療法の対象

　尿路結石では再発を繰り返すため，再発予防が重要である．食事や水分摂取は再発予防の基本であるが，薬物療法も大切な役割を演じる．薬剤による再発予防を考える上で，その患者の結石成分を知り，成因を検索することが重要である．結石成分に対する危険因子の抑制および抑制因子の増強を目的に，薬物療法を行う．

　尿酸結石やシスチン結石では，薬物療法が再発予防に有効であり，積極的に行うべきである．カルシウム結石では，飲水指導や食事療法によっても再発する患者，24時間尿化学検査で異常を認める患者，残存結石の増大を認める患者に内服薬による再発予防を考慮する．

2 結石成分と薬物療法

　カルシウム結石の成因としては，高カルシウム尿症，高シュウ酸尿症，低クエン酸尿症，低マグネシウム尿作用などが挙げられる．それらに対応して投与される薬剤を図7-2に示す．

　尿酸結石の成因は，高尿酸尿症と酸性尿が考えられる．薬物療法として，尿酸産生抑制剤，クエン酸製剤が用いられる．シスチン結石は，常染色体劣性遺伝疾患であるシスチン尿症および酸性尿が成因となる．治療薬として，チオプロニンとクエン酸製剤が投与される．

　感染結石（リン酸マグネシウムアンモニウム，カーボネートアパタイト）はウレアーゼをもつ尿素分解菌により尿素からアンモニアがつくられ，尿の著明なアルカリ化によって形成される．再発

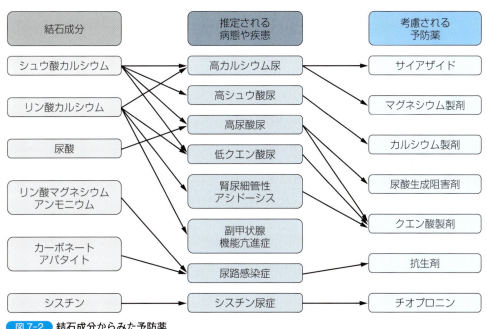

図7-2　結石成分からみた予防薬

予防には抗生剤投与により尿を無菌的に保つことが重要である.

薬物療法を行う場合には，24 時間尿化学検査，検尿などで効果を確認することが重要である.

1. カルシウム結石

（1）高カルシウム尿症

高カルシウム尿症は，4.0mg/kg/日以上の尿中カルシウム排泄と定義される．高カルシウム尿症は以下の類型に分類される．①原発性副甲状腺機能亢進症，②腸管吸収型，③骨塩減少型，④腎喪失型であり，これらの分類には血清カルシウムや血清 PTH などが必要となる.

腸管吸収型高カルシウム尿症の薬物療法では，食物中のカルシウムを減らし，その消化管吸収を抑制することが大切である．欧米では，2 価陽イオンの結合能を有するイオン交換樹脂などが使用される．腎喪失型高カルシウム尿症は，カルシウム分泌に関する尿細管異常であり，サイアザイド系利尿薬を使用することで，尿中カルシウム排泄を抑制する.

> 処方例：トリクロルメチアジド（フルイトラン®）2～4mg/日（1～2 回/日）
>
> ヒドロクロロチアジド（ダイクロトライド®）25～50mg/日（1～2 回/日）

（2）高シュウ酸尿症

シュウ酸カルシウム結石において，尿中シュウ酸は最も重要な危険因子である．高シュウ酸尿症は 45mg/日と定義され，著しい高シュウ酸尿症はまれである，しかし，遺伝性疾患の原発性高シュウ酸尿症の可能性もあるので注意を要する.

尿中シュウ酸排泄の抑制には，原因に応じて，①内因性シュウ酸の産生抑制，②消化管でのシュウ酸吸収抑制，③消化管でのシュウ酸分解促進を試みる.

内因性シュウ酸産生が更新した原発性高シュウ酸尿症では，シュウ酸前駆物質であるグリオキシル酸のアミノ酸転移酵素 alanine glyoxylate aminotransferase（AGT）の補酵素ビタミン B6 を投与することにより内因性シュウ酸産生の抑制を試みる.

軽度の高シュウ酸尿症に対しては，カルシウム製剤の投与で，シュウ酸カルシウム複合体を消化管内で形成し，シュウ酸の腸管吸収を抑制することができる.

（3）高尿酸尿症

高尿酸尿症は，尿中尿酸排泄量が 750mg/日以上（女性），800mg/日以上（男性）とされ，尿酸結石のみならず，カルシウム含有結石の危険因子でもある.

高尿酸尿症に合併する結石は尿酸結石だけではなく，カルシウム結石の形成にも大きく関与している[1]．尿中で溶解している尿酸が一定の濃度を超えると，シュウ酸カルシウムの溶解度を下げ，結晶が析出しやすくなることが主な原因と考えられている．一方，高尿酸尿の状態が必ずしもシュウ酸カルシウム結石のリスクを高めないとの報告もある[2].

高尿酸尿症を伴う場合は，尿酸生成抑制剤（アロプリノール，フェブキソスタット）の投与が推奨される．ベンズブロマロン（ユリノーム®）などの尿酸排泄促進剤が処方されている場合には，尿酸生成抑制剤に変更する.

> 処方例：アロプリノール（ザイロリック®など）100～300mg/日
>
> フェブキソスタット（フェブリク®）10～40mg/日

（4）低クエン酸尿症

クエン酸はカルシウム含有結合の抑制因子であり，尿中でカルシウムと結合し，水溶性のクエン酸カルシウムを形成する．さらに，クエン酸はシュウ酸カルシウムの核形成，結晶の成長，凝集と

いった段階で結石形成を抑制する．このため，再発性カルシウム含有結石症患者では，尿中クエン酸排泄が低下していることが多い．

低クエン酸尿症は320mg/日未満とされ，遠位尿細管アシドーシスや慢性下痢などでみられる．また，低マグネシウム尿によっても誘発される．一般に尿中クエン酸排泄は日内変動がみられ，早朝に低いことから，クエン酸製剤の内服は就寝前と朝食後がのぞましいとされる．

処方例：クエン酸製剤（ウラリット®）2～6g（2～4回分服）

(5) 低マグネシウム尿症

マグネシウムは，動物実験や臨床試験から結石形成の抑制効果が示されている．その作用機序として，①尿細管におけるクエン酸再吸収抑制による尿中クエン酸排泄の増加，②カルシウムと競合して可溶性シュウ酸マグネシウムを形成し，シュウ酸カルシウムの形成を抑制することが考えられている．

処方例：酸化マグネシウム　0.2～0.6g/日（1～2回分服）

2. 尿酸結石

尿酸はpHが5.5以下になると析出しやすくなり，尿酸結石患者ではしばしば尿pHが5.4以下になっている．尿酸結石に対する薬理学的な治療目標は，①過剰な尿酸排泄を抑制すること，②低下した尿pHを上げることで尿酸の溶解度を増すことの2つが挙げられる．高尿酸血症を伴うことが多く，尿酸生成阻害剤（アロプリノール，フェブキスタット）を使用する．尿pH低値にはクエン酸製剤を使用する．尿pHは6.2～6.8に保つことが重要である．高尿酸血症に対して，尿酸排泄促進剤［ベンズプロマノン（ユリノーム®），プロベネシド］が処方されている場合は，尿酸生成阻害剤へ変更する．

処方例：アロプリノール（ザイロリック®など）100～300mg/日

フェブキソスタット（フェブリク®）　　10～40mg/日

　および

クエン酸製剤（ウラリット®）2～12g（2～4回分服）

3. シスチン結石

シスチン結石は尿細管のトランスポーターの異常によるシスチン尿症で形成される．シスチンは水溶性が低く，酸性尿でシスチン結晶が形成されやすい．シスチン結石の予防には，十分な飲水により尿量を増加し，尿中シスチン濃度を，飽和度である250mg/L未満にすることが重要である．1日尿量2500mLの場合，24時間尿中シスチン排泄量の目安は600mg程度である．また，尿pHのコントロールも必須であり，pH 7.0～7.5程度が望ましいとされる．

また，チオプロニン（チオラ®）は尿中でシスチンと水溶性化合物が形成し，シスチン結晶の析出を阻害する．副作用として発疹等の皮膚症状，ネフローゼ症候群，無顆粒球症などがある．D-ペニシラミンやカプトプリル（カプトリル®）もシスチンと水溶性化合物を形成し，シスチン結石の形成を抑制するが，シスチン尿症に対しての保険適応がないため注意が必要である．

処方例：チオプロニン（チオラ®）400～2,000mg/日（1～4回分服）

　　および

クエン酸製剤（ウラリット®）2～6g（2～4回分服）

4. 感染結石

リン酸マグネシウムアンモニウムや炭酸カルシウムなどからなる結石は尿路感染が原因である. 特にリン酸マグネシウムアンモニウム結石はウレアーゼを持つ尿素分解菌により尿素からアンモニアが産生され, 尿がアルカリ化することで形成される. 感染結石は残石がある場合, 85%以上に再発することが指摘され, その予防として薬物療法の果たす役割は大きい. 尿路感染を治療することで尿の pH が低下し, リン酸マグネシウムアンモニウムの過飽和状態が改善する. このため, 起因菌に対する抗生剤投与が有効である.

しかし, 長期にわたる抗生剤投与は菌交代現象や薬剤耐性菌が出現するため注意を要する. ヨーロッパ泌尿器科学会のガイドライン[3] では, 結石の完全除去が推奨度が最も高く, 短期間, あるいは長期間の抗生剤処方が次いで推奨されている.

3 尿路結石の予防に用いられる薬剤

1. サイアザイド

- サイアザイドは尿中カルシウム排泄量を減少させることからカルシウム結石の再発予防に有効である.

サイアザイドは遠位尿細管レベルでのナトリウム再吸収抑制作用によりナトリウム利尿が生じ, 糸球体濾過率の低下に伴い, カルシウムの排泄量を減少させる作用を持つ. 遠位尿細管でのナトリウムの再吸収抑制が続くと, 近位尿細管でのカルシウムの再吸収が促進し, 尿中カルシウム排泄量は減少する. そのため, 高カルシウム尿症を伴う結石患者に有効と考えられるが, カルシウム排泄量が正常の患者に対しても有効との報告もある[4].

排石促進や, 降圧利尿を目的とした場合は朝昼食後の2回で投与されることが多いが, 結石再発予防には, 朝夕食後の2回投与で 1mg/日から開始し, 増量していく.

サイアザイド系利尿薬による副作用として, 低血圧や低カリウム血症を代表とする血清電解質異常, 高尿酸血症, 耐糖能異常があり, 注意を要する. また, 高カルシウム血症の悪化があるため, 副甲状腺機能亢進症では禁忌となる. 低 K 血症ではクエン酸製剤の併用や K 保持性の利尿剤の併用が推奨される. 高尿酸血症に対しては, 尿酸生成阻害剤の併用を考慮する.

2. クエン酸製剤

- クエン酸製剤はカルシウム結石, シスチン結石, 尿酸結石の再発予防に有用である.
- カルシウム結石では, 特に低クエン酸尿, 遠位尿細管性アシドーシスの患者で有用である.
- クエン酸は尿中 pH を上昇させ, 酸性尿を改善させるため, 尿酸結石, シスチン結石の再発予防に有用である.

(1) カルシウム結石に対するクエン酸製剤

シュウ酸カルシウム, リン酸カルシウム結石の患者で, 24 時間尿化学検査にて高カルシウム尿, 高尿酸尿, 高シュウ酸尿, 低クエン酸尿が確認されたとき, 再発防止効果を期待してクエン酸製剤が使用される[5,6].

クエン酸は, カルシウム結石の抑制因子であり, 低クエン酸尿症はカルシウム結石の原因となる.

クエン酸製剤の服用は，尿細管細胞のアルカリ化により，尿中クエン酸排泄を増加させる．クエン酸は尿中でカルシウムと結合する作用があり，シュウ酸カルシウムとリン酸カルシウムの飽和度を低下させ，結晶の成長，凝集，石灰化を抑制すると考えられる．

PITFALL

国内で使用されるクエン酸製剤は，クエン酸カリウムとクエン酸ナトリウム配合剤であり，腎機能低下患者など，高カリウム血症の原因となることがあるため，注意が必要である．

尿中クエン酸濃度は早朝に低いことから就寝前，朝食後の内服が好ましい．しかし，日内変動があるため，厳密には尿 pH をモニターして内服量，内服時間が適当か検討する必要がある．

(2) 尿酸結石，シスチン結石に対するクエン酸製剤

クエン酸は摂取後，肝臓で速やかに代謝され，重炭酸イオンを生成し，腎尿細管から排泄される．アシドーシスの改善とともに尿中 pH の上昇に作用する．

尿酸の尿中溶解度は，尿 pH 5.0 では 15mg/dL，pH 7.0 では 200mg/dL と pH の上昇に伴い増加する．尿酸結石やシスチン結石の部分的な溶解を試みる目的では，尿 pH は 6.5～7.0 程度を目標とする．尿 pH 7.5 以上のアルカリ化では，リン酸カルシウム結晶や結石が形成される危険がある．

3. 尿酸生成抑制剤

- 尿酸生成抑制剤は，尿酸の生合成を押さえて，血清中の尿酸濃度を下げる作用を持ち，古くから痛風，高尿酸血症の治療に用いられている．
- 尿酸結石の予防薬として有用である．
- 高尿酸尿を伴うカルシウム結石の再発予防にも有効である．

(1) 尿酸結石に対する尿酸生成抑制剤

尿中への尿酸排泄を抑制するために尿酸生成抑制剤（アロプリノール，フェブキソスタット）を用いる．尿酸結石については，高尿酸血症の治療として，食事療法と併せて実施される．

(2) カルシウム結石に対する尿酸生成抑制剤

高尿酸尿を伴うシュウ酸カルシウム結石の再発予防としては尿酸生成抑制剤（アロプリノール，フェブキソスタット）が有効である．その機序として，①シュウ酸カルシウム結晶析出の減少，②シュウ酸カルシウム結晶を促進させる尿酸結晶の減少，③尿酸と高分子抑制物質との複合体形成，④シュウ酸排泄の減少，⑤抗酸化作用などが考えられている[7]．

アロプリノールは，高尿酸血症，高尿酸尿症を伴うシュウ酸カルシウム結石患者への投与で，非再発率が，プラセボ群の 63.4%に比較し，アロプリノール投与（300mg/日）で 81.2%に増加したことが報告された[8]．また，フェブキソスタットでは，シュウ酸カルシウム結石の既往のある高尿酸血症患者へ投与したところ，尿中尿酸排泄量が低下し，結石数とサイズが減少したことが報告されている[9]．

(3) アロプリノール

尿酸の材料となるプリンヌクレオチドは体内で de novo 合成により生成されるとともに，核酸から分解されて生成される．さらにプリンヌクレオチドの AMP，IMP はヒポキサンチン，キサンチンを経て，GMP はキサンチンを経て最終産物である尿酸に代謝され，主として尿中に排泄される．ヒポキサンチン→キサンチン，キサンチン→尿酸の代謝はキサンチンオキシダーゼが関与する．

アロプリノールはキサンチンオキシダーゼにより水酸化体であるオキシプリノールとなり，オキシプリノールがキサンチンオキシダーゼの活性中心の還元状態のモリブデンと共有結合する．この複合体がキサンチンオキシダーゼの活性を阻害し，尿酸生成の阻害作用をもつ．この結果，アロプリノールは体内での尿酸産生を効果的に抑制し，血中，尿中の尿酸値を低下させる．アロプリノールの重大な副作用として，皮膚粘膜眼症候群（Stevens-Johnson 症候群），中毒性表皮壊死症（Lyell 症候群）などがあり，注意が必要である．

SideMemo

尿路結石の再発予防のためのポイント
①指導内容は，できるだけ具体的な生活様式，食事内容を提示する．
②患者本人だけでなく家族などにも協力を依頼する．
③繰り返し指導を行い，確認を繰り返す．
④栄養士など医師以外からの指導を交える．その他，最も簡便で有効なのは「受診のたびに一言でも意識喚起」することである．

（4）フェブキソスタット（フェブリク®）

フェブキソスタットは，酵素構造に適合する新しい阻害様式（構造適合型阻害）により，キサンチンオキシダーゼの作用を阻害することで，強力かつ持続的に尿酸の生成を抑制し，その結果，血中の尿酸濃度を低下させる．フェブキソスタットはキサンチンオキシダーゼが酵素反応を行う狭いポケットに入り込み，強固に結合することによって阻害作用をもつ．

4．マグネシウム製剤

- シュウ酸カルシウム結石の発生予防として効能，効果に記載のある唯一の薬剤である．
- マグネシウム製剤によるシュウ酸カルシウム結石の予防効果は見解が分かれるため，ガイドラインでの推奨度は高くない．

腸管から吸収されたマグネシウムは，腎から尿中に排泄され，シュウ酸カルシウムと可溶性の複合体を形成することにより，その排泄を促進すると考えられている．また，マグネシウムは結石形成阻止物質の一つであるクエン酸の腎尿酸間からの吸収を阻害し，尿中クエン酸濃度を高める作用も報告されている．

5．新たな再発予防薬の可能性

他疾患の治療薬で，尿路結石の予防効果を持つ薬剤が報告されている．それぞれの疾患を合併する場合は，選択肢の一つとなる．

（1）ビスフォスフォネート

骨粗鬆症は尿路結石のリスクファクターと考えられている．実験的に骨粗鬆症治療薬であるビスフォスフォネートがシュウ酸カルシウム結晶の成長を抑制することが報告され，骨粗鬆症，高カルシウム尿症を合併する患者では予防効果が期待される．

（2）エイコサペンタエン酸とスタチン

脂質異常症に用いられているエイコサペンタエン酸の動脈硬化の予防効果が知られている．尿路結石は動脈硬化と発症機序が類似しており，カルシウム含有結石患者にエイコサペンタエン酸を投与すると尿中シュウ酸やカルシウム排泄量が減少することが報告されている．同様にスタチン（HMG-CoA 還元酵素阻害剤）でも，結石抑制効果が指摘されている．脂質異常症を伴った患者では，結石の予防効果に期待できる．

【文献】

1) Coe FL, Evan A, Worcester E. Kidney stone disease. J Clin Invest. 2005; 115 (10): 2598-608.

2) Curhan GC, Taylor EN. 24-h uric acid excretion and the risk of kidney stones. Kidney Int. 2008; 73 (4): 489-96.

3) Türk C, Knoll T, Petrik A, et al. Guidelines on Urolithiasis. http://uroweb.org/wp-content/uploads/EAU-Guidelines-Urolithiasis-2015-v2.pdf

4) Yendt ER, Cohanim M. Prevention of calcium stones with thiazides. Kidney Int. 1978; 13 (5): 397-409.

5) Moreira DM, Friedlander JI, Hartman C, et al. Differences in 24-hour urine composition between apatite and brushite stone formers. Urology. 2013; 82 (4): 768-72.

6) Fink HA, Wilt TJ, Eidman KE, et al. Medical management to prevent recurrent nephrolithiasis in adults: a systematic review for an American College of Physicians Clinical Guideline. Ann Intern Med. 2013; 158 (7): 535-43.

7) Türk C, Knoll T, Petrik A, et al. Guideline on Urolithiasis. European Association of Urology; 2015.

8) Ettinger B, Tang A, Citron JT, et al. Randomized trial of allopurinol in the prevention of calcium oxalate calculi. N Engl J Med. 1986; 27; 315 (22): 1386-9.

9) Goldfarb DS, MacDonald PA, Gunawardhana L, et al. Randomized controlled trial of febuxostat versus allopurinol or placebo in individuals with higher urinary uric acid excretion and calcium stones. Clin J Am Soc Nephrol. 2013; 8 (11): 1960-7.

〈安井孝周〉

尿路結石ハンドブック　第**8**章　Handbook of Urolithiasis

下部尿路結石

　下部尿路結石は膀胱結石・前立腺結石・尿道結石をさす．尿路結石のうちの約4%が下部尿路結石である．結石ができるまでの経緯や原因・症状・治療法が，上部尿路結石と異なる．相違点については各項目で述べる．

　2005年に日本尿路結石症学会が中心となり行われた全国尿路結石疫学調査で，下部尿路結石は9.1/100,000人であり，1965年の調査の4.7/100,000人より増加している．しかし，年齢調整を行うと1965年は5.5/100,000人・2005年は5.4/100,000人であり，ほぼ変化はないが，60歳以上の高齢女性が増加傾向にある．男女比は4.4：1と男性に多く，好発年齢は60歳以上である[1]．また，高齢男性は前立腺肥大症などによる下部尿路通過障害を有していることが要因の1つと考えられる．

　結石成分は，男性はCa結石を72%に認める一方，女性はCa結石が43.8%，感染結石を

表8-1　下部尿路結石の年代別変化

	男			
	1965～1977年	1978～1987年	1995年	2005年
Ca結石（%）	50.7	55.0	58.8	72.0
感染結石（%）	26.2	20.4	14.2	10.1
尿酸（%）	11.3	13.9	20.0	13.8
シスチン（%）	1.4	0.7	0.7	0.3
その他（%）	10.4	10.0	6.2	3.8
症例数	1,243	5,119	155	574

	女			
	1965～1977年	1978～1987年	1995年	2005年
Ca結石（%）	42.7	41.7	42.9	43.8
感染結石（%）	39.8	44.8	54.3	49.2
尿酸（%）	2.1	2.9	0	3.8
シスチン（%）	1.7	0.7	0	0.8
その他（%）	13.7	9.9	2.8	2.3
症例数	239	948	35	130

（Yasui T, et al. Urology. 2008; 71: 209-13, Yasui T, et al. Urology. 2008; 72: 1001-5[1] より改変）

49.2％に認める[2]（表8-1）．感染性結石の結石成分はリン酸マグネシウムアンモニウムを含むものが多い．リン酸マグネシウムアンモニウムは一般的に尿中の尿素を分解することが可能なウレアーゼ産生菌により生じるものとされている．ウレアーゼ産生菌は *Protus mirabilis* や *Klebsiella* spp., *Pseudomonas* spp. や一部の真菌類（*Candida* spp.）などとされ，これらの細菌が，尿のpH上昇・アンモニアの産生・尿路上皮障害などの因子を引き起こし感染結石が生じると考えられる．

1 膀胱結石（図8-1）

膀胱内に存在する結石をさすが，ほとんどが続発的に生じる．原因として神経因性膀胱・前立腺肥大症・尿道狭窄・膀胱癌・膀胱憩室・尿路変更・異物・寝たきり状態などがあげられる．これら

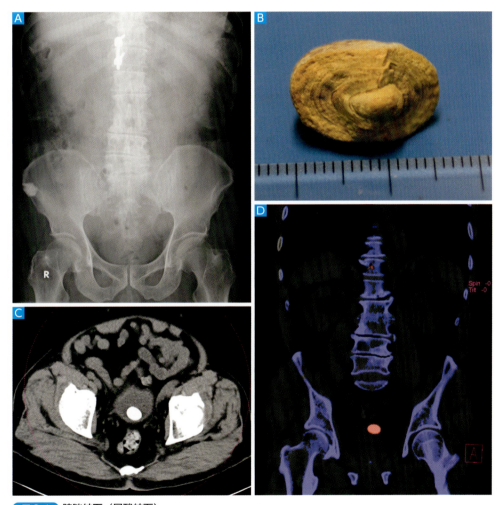

図8-1 膀胱結石（尿酸結石）
A）KUB：明らかな結石陰影は認めない．
B）摘出された結石の断面
C）CT：膀胱内に結石を認める（CT値：440）．
D）dual energy CT：膀胱内に赤色に表示された結石を認める．赤色は尿酸結石を示す．

により，尿の停滞や尿路閉塞，尿路感染症などが引き起こされ，結石形成につながる．

症状は，頻尿・肉眼的血尿・排尿困難・排尿時痛などがあげられるが，脊髄損傷の患者や意思疎通が困難な寝たきり患者の中には無症状の場合もある．

診断には，ベッドサイドでも行うことができる超音波検査による結石の確認が有用である．また，KUBでの結石の確認も有用であるが，感染結石の場合，KUBではかなり淡い陰影として描出されるため，確認しにくいこともある．CTではCT値やdual energy CTで成分を推定でき（図8-2），憩室や腫瘍の有無・膀胱壁の肥厚など得られる情報も多い．

治療は，砕石位にて経尿道的膀胱結石砕石術を行うが，原則的には5cm以下が適応となる．8mm以下の小さな結石は仙骨麻酔や腰椎麻酔下にてヤング異物鉗子などでそのまま砕石せずに摘出する．大きな結石の場合，腰椎麻酔・硬膜外麻酔・全身麻酔など患者状態にあわせて麻酔を選択し，砕石はLithoClast®やレーザーなどを用いて行う．結石が小さい場合，砕石しにくく，膀胱容量が少ないと良好な視野を得られにくい．感染結石が多いため，手術前には尿培養にて菌種と抗菌薬の感受性を確認すべきである．また，尿道狭窄を伴う場合は，内尿道切開術などを併用する必要があり，事前に尿道狭窄の有無を確認する必要がある．5cm以上の膀胱結石で砕石が困難な場合や，前立腺肥大症や膀胱憩室の開放手術があわせて必要な場合は開放手術で結石摘出を行うこともある．膀胱内異物の場合は結石と一緒に摘出可能なものは摘出し，縫合糸やメッシュ等の場合は摘出術を行う．

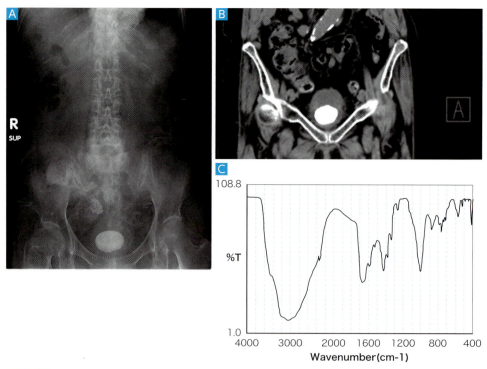

図8-2 膀胱結石（感染結石）
A) KUB：膀胱部に巨大な結石を認める．
B) CT：膀胱内に結石を認める（CT値：770）．
C) 結石分析（リン酸アンモニウム66％，酸性尿酸アンモニウム34％）

1. 神経因性膀胱に伴う膀胱結石

膀胱機能障害による尿の排出障害や残尿の増加により，尿が停滞し，結晶を形成しやすくなり，過飽和状態となって結石が生じる[3]．脊髄損傷患者の約8～25％に膀胱結石を認め，特に受傷後1年以内の発生率が高く，回復期患者の約16％に膀胱結石が発見される[4]．青年期以降に受傷した患者の方が青年期以前に受傷した患者より膀胱結石の発生率が高いとの報告がある[5]．また尿道留置カテーテルを使用している患者の膀胱結石罹患率は，カテーテルを使用しなくても排尿できている患者の約6倍である[6]．カテーテルは経尿道でも膀胱瘻でも膀胱結石の発生に有意差はない．膀胱瘻患者の膀胱結石の非発生率は5年で77％，10年で64％であり，低くはない[7]．予防方法としては，受傷早期のカテーテル留置期間を短くすることが，受傷1年以内の膀胱結石の発生率を下げると報告されている[8]．脊髄損傷の患者は自覚症状も乏しいため，1年に1度，尿のpHを測定したり，超音波やKUB，CTによる結石の確認が望まれる．また，カテーテルの洗浄は通常は行わないが，留置期間が2週間を超えると尿培養は陽性となる．飲水を行うことが勧められるが，寝たきり患者では困難なことが多いため，生理食塩水による膀胱洗浄が必要となる．洗浄の際は，勢いよく注入し，沈殿した砂状結石などを巻き上げ回収するようにして洗浄する[9]．

2. 前立腺肥大症に伴う膀胱結石

尿の停滞による生じるため，前立腺肥大症の治療も有する．α1ブロッカーや5α還元酵素阻害薬，PDE（phosphodiesterase）5阻害薬を内服したり，結石摘出時に同時に内視鏡的に前立腺を切除することも検討する．神経因性膀胱を合併していることもあるため，膀胱機能検査などが術前に必要である．

3. 尿道狭窄に伴う膀胱結石

膀胱結石砕石術の際は24～26Frの内視鏡を使用することがあるため，手術前に尿道狭窄の有無を確認する．狭窄がある場合は，内尿道切開などを同時に行う必要がある．

4. 膀胱癌に伴う膀胱結石

長期間にわたる膀胱結石の刺激や感染による炎症が膀胱癌の危険因子である[10]が，膀胱結石だと思い内視鏡やCTで確認すると，膀胱癌の表層に結石が付着していることがある．難治性や繰り返す膀胱炎の場合，結石を伴う膀胱癌を念頭に置く必要がる．基本的には癌に付着した膀胱結石を砕石することは，膀胱結石砕石術の適応ではなく，経尿道的膀胱腫瘍切除術を行う．

5. 膀胱憩室に伴う膀胱結石

長期にわたる排尿障害がある場合，膀胱憩室を形成し，尿の停滞や尿路感染により膀胱結石が形成される．膀胱憩室は筋層が欠如しているため，膀胱結石砕石の際は，膀胱穿孔するリスクが高いため，憩室外に結石を誘導し砕石するなど，十分に注意する必要がある．憩室に対し

SideMemo

尿路結石構成は大部分の結晶と少量の有機高分子物質からなる．有機高分子物質にはムコ蛋白，ヒアルロン酸やヘパラン硫酸などの酸性ムコ多糖（glycosaminoglycans: GAGS）などがある．これらは尿路上皮粘膜表面に形成され，シュウ酸Ca結晶の付着を防ぐ役目をしている[11]．膀胱癌患者では，このバリアーが破綻しているために，膀胱癌の表面に結石が付着していることを時々認める．

ては残存することで再発も予想されるため，憩室が尿管口や壁内尿管に接していない場合や憩室内に腫瘍がない場合は，経尿道的に内視鏡で憩室口を切開後に凝固を行う．また，開腹手術による憩室切除時の場合は，同時に結石を摘出する．

6. 膀胱内異物に伴う膀胱結石（図8-3）

手術の際のメッシュや縫合糸などの医原性の異物だけでなく，自己導尿の際に迷入した体毛，自慰行為などによる金属や鉛筆・コード類などの膀胱内異物を核にして結石を形成する．治療は，結石砕石による摘出と異物の摘出であるが，少しでも異物が残存している場合は再発を繰り返すため，完全に異物を除去する必要がある．手術の際のメッシュなどは程度により，経尿道的手術・腹腔鏡手術・開腹手術による摘出を要する[12,13]．

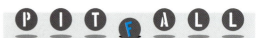

TVT（Tension-free Vaginal Tape）手術やTOT（Trans-Obturator Tape）手術，TVM（Tension-free Vaginal Mesh）手術などで使用されたメッシュは数日～10年以上経過してから尿道や膀胱に露出した報告例が散見される．手術時の誤穿刺やテープの露出を認めた症例だけでなく，誤穿刺の既往がなくても生じることもある．そのような症例は尿道のびらんを伴っていることから，テープを正しい剥離層に挿入されていない可能性や左右のテープの緊張のバランスがとれていないことなどが原因と推測されてる．難治性の膀胱炎症状で受診することが多く，必ずしも手術した医療機関と同じとは限らない．患者の既往歴を必ず確認すること，また積極的に膀胱鏡などによる膀胱内の確認を必要とする．メッシュは1本の糸まで丁寧に摘出しないと，何度も結石形成を繰り返すが，メッシュ除去により失禁が再発することもあり，慎重かつ丁寧な説明を心がけるべきである．

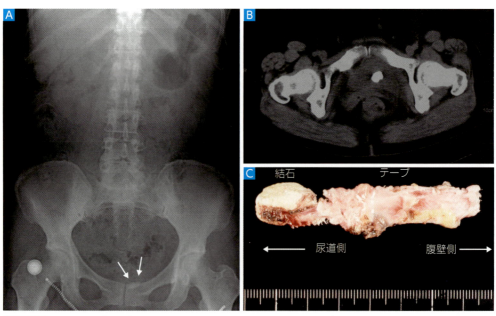

図8-3 TVTテープに付着した結石
（森田展代, 他. 泌尿器外科. 2012; 25: 69-71）[12]
A) KUB：骨盤腔内に石灰化を認める．
B) CT：膀胱内に結石を認める．
C) テープと一緒に摘出した結石

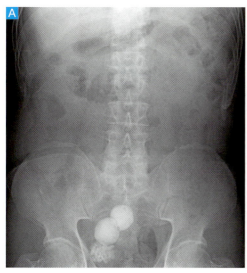 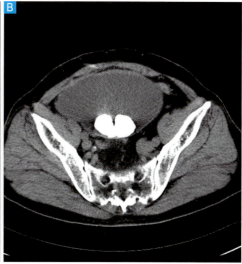

図 8-4 Indiana pouch 内にできた結石
A) KUB: 骨盤腔に結石を認める.
B) CT: 拡張した pouch 内に結石を認める.

7. 尿路変更に伴う膀胱結石（図 8-4）

　膀胱癌の根治治療としての膀胱全摘術後の Kock pouch や Indiana pouch, Maintz pouch, ileal neobladder 形成後（Kock pouch 内結石発生頻度は 43.1 〜 50％, Indiana pouch 内結石発生頻度は 12.9％）[14-16] や二分脊椎などのための新膀胱形成術（膀胱結石発生頻度は 10 〜 20％）[17-18] により膀胱結石が発症しやすい．その原因として，消化管を利用するため，消化管粘膜より尿が吸収され，高塩素血症性アシドーシスをきたし，高 Ca 尿症・低クエン酸尿症となり，膀胱結石形成につながる．腸管粘液自体も結石構成の成分である．また，自己導尿が必要である場合は，感染を伴うことも 1 つの要因である．治療は開放手術・内視鏡手術により摘出することである．開放手術の際は，比較的大きな結石も摘出できるが，侵襲が大きい．内視鏡手術の場合は，低侵襲であるが，大きな結石の場合抽出に時間を要したり，砕石片が残る可能性もあるため，再発するリスクがある．また，腸管で作成した膀胱であるため，損傷しやすく腹膜炎などの重大な合併症を引き起こすため，慎重に行う必要がある．

　尿路変更などの手術を行う場合はメッシュ等の異物を用いないことや，腸洗浄を行うこと，外来通院時に画像検索だけでなく，動脈血ガスなどを行い，病状を把握することも大切である．

> **エキスパートのポイント**
>
> 開放手術や内視鏡手術だけでなく，Lam らが報告した腹腔鏡手術用のトロッカーと臓器摘出バッグを使用した方法 [19] は，バック内に結石を移動させたのちに，バッグ内で砕石・抽出するという方法である．この報告以降も，トロッカーやバッグなどを用いて行うことで残石なく完遂できた報告 [20, 21] がなされている．

2 前立腺結石

　前立腺結石は膀胱結石や尿道結石と異なり，石灰化したデンプン様体が前立腺内に蓄積したものである．デンプン様体ははがれおちた上皮細胞の周囲に形成されるレシチンによって層状に構成されている．前立腺結石は，主としてリン酸三水化物カルシウムと炭酸塩や約 20％はコレステロールやクエン酸のようなタンパク質で構成されているといった報告がある．結石形成には感染が関与しているとの報告もあるが，影響していないとの報告もあり，成因はアルカプトンとホモゲンチジン酸の沈殿が関与して変性したものと考えられている[22]．

　前立腺結石の発生率は不明であるが，他の前立腺疾患の検査中のX線や超音波検査で偶然発見されることが多い．また，放射線治療や前立腺の経尿道的手術，尿道ステント留置など続発性に生じる．男性の約5％に認め，50歳以上に多く，前立腺肥大症に合併して認めることがしばしばある．

　症状はほとんどないが，排尿終末時の血尿や血精液，射精時の会陰部の違和感を認めることがあり，前立腺炎や前立腺肥大症といった基礎疾患がある場合は症状が出現することがある．まれに，尿道より露出し排石されることがある．

　直腸診では硬結として触知し，超音波検査では音響陰影として描出される．膀胱鏡では確認できない．

　治療は，症状がなければ不要であるが，症状があれば，経尿道的に切除し結石を除去することもある．また，難治性の感染を有する場合，まれではあるが前立腺被膜下摘除術の必要性も生じる．

3 尿道結石 (図8-5)

　尿道結石のほとんどは，腎結石由来のもので，尿道に嵌頓したものである．男性では，多くが後部尿道であるが，球部尿道・振子部尿道・舟状窩などもある．女性は尿道が短いため，ほとんど認めないが，まれに尿道憩室に結石ができたり尿道に大きな結石が嵌頓したりすることもある．

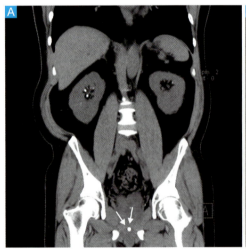
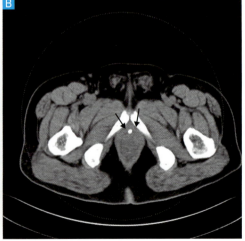

図8-5　尿道結石

症状は，排尿障害や疼痛，会陰部の違和感を認める．

診察にて，舟状窩の場合は直接目視できることもある．男性の場合，前部尿道の結石は触診にて確認可能である．後部尿道の場合は，直腸診で触知できることもある．女性は，経腟的に内診を行うと，腟前壁に結石を触知することができる．X線やCTで結石を確認できるが，尿道造影などを行っておくと，尿道狭窄や尿道憩室の有無も確認できる．

治療は，尿道口から確認できる場合は，鉗子や摂子で把持し引き抜く．困難な場合や，外尿道口から確認できない場合は，尿道ブジ─や内視鏡で確認しながら，結石を一度膀胱内に押し戻し，膀胱結石として治療を行う．尿道狭窄を伴っている場合は，尿道切開も同時に行う準備をしておく．

【文献】

1) Yasui T, Iguchi M, Suzuki S, et al. Prevalence and epidemiologic characteristics of lower urinary tract stones in Japan. Urology. 2008; 72: 1001-5.

2) 日本泌尿器科学会，日本泌尿器内視鏡学会，日本尿路結石症学会，編．尿路結石症診療ガイドライン2013年版．第2版．東京: 金原出版; 2013. p.4-5.

3) 日本尿路結石症学会．尿路結石症のすべて．東京: 医学書院; 2008. p.152-3.

4) 日本排尿機能学会，日本脊髄障害医学会，脊髄損傷における排尿障害の診療ガイドライン作成委員会．脊髄損傷における排尿障害の診療ガイドライン．東京: リッチヒルメディカル; 2011. p.106-7.

5) Ku JH, Jung TY, Lee JK, et al. Risk factors for urinary stone formation in men with spinal cord injury: a 17-year follow-up study. BJU Int. 2006; 97: 790-3.

6) DeVino MJ, Fine PR, Cutter GR, et al. The risk of bladder calculi in patients with spinal cord injuries. Arch Intern Med. 1985; 145: 428-30.

7) Nomura S, Ishido T, Teranishi J, et al. Long-term analysis of suprapubic cystostomy drainage in patients with neurogenic bladder. Urol Int. 2000; 65: 185-9.

8) 長島政純，田尻雄大，田中克幸．回復期脊髄損傷における膀胱結石の臨床検討．泌尿紀要．2008; 54: 647-50.

9) 小川由英．腎結石・尿路結石．大阪: 最新医学社; 2007. p.118-21.

10) Scelo G, Brennan P. The epidemiology of bladder and kidney cancer. Nat Clin Prac Urol. 2007; 4: 205-17.

11) 高橋悦司．第二章　日本における尿路結石症の歴史（6）．泌尿器外科．2012; 25: 73-88.

12) 森田展代，近沢逸平，宮澤克人，他．TVTテープに生じた膀胱結石の1例．泌尿器外科．2012; 25: 69-71.

13) 村田英理，田崎新資，芦刈明日香，他．結石付着を伴ったTVT術後の尿道びらんに対し経尿道的アプローチで治療した1例．泌尿紀要．2010; 56: 655-7.

14) Terai A, Ueda Y, Terachi T, et al. Urinary calculi as a late complication of the Indiana continent urinary diversion: comparison with the Kock pouch procedure. J Urol. 1996; 155: 66.

15) Woodhouse CR, Lennon GN. Management and aetiology of stones in intestinal urinary reservoirs in adolescents. Eur Urol. 2001; 39: 253-9.

16) Mariaconsiglia F, Salvatore G, Rocco P, et al. Risk Assessment of Stone Formation in Stapled Orthotopic Ileal Neobladder. J Urol. 2015; 193: 891-6.

17) Mathoera RB, Kok DJ, Nijman RJ. Bladder calculi in augmentation cystoplasty in children. Urology. 2000; 56: 482-7.

18) Tamer EH, Mohammed ME, Ahmed A, et al. Treatment of pouch stones after augmentation ileocystoplasty in children: is it always bothersome? Urology. 2015; 85: 195-8.

19) Lam PN, Te CC, Wong C, et al. Percutaneous cystolithotomy of large urinary-diversion calculi using a combination of laparoscopic and endourologic techniques. J Endourol. 2007; 21: 155-7.

20) Natalin RA, Xavier K, Kacker R, et al. Outpatient double percutaneous endolaparoscopic extraction of large continent urinary reservoir stones-a new minimally invasive approach. J Endourol. 2009; 23: 185-9.

21) 井口　亮, 上山裕樹, 金丸聰淳, 他. 腹腔鏡用臓器摘出バッグがインディアナパウチ内結石の砕石・摘出に有用であった1例. 泌尿紀要. 2012; 58: 617-9.

22) Louis RK, Andrew CN, Alan WP, et al. Campbell-Walsh Urology. 9th ed. Philadelphia: Elsevier Saunders; 2007. p.2670.

〈森田展代　鈴木孝治　宮澤克人〉

第9章 特殊な結石（遺伝性結石と薬剤性結石）

尿路結石ハンドブック　Handbook of Urolithiasis

【症例】

14歳男児．数日前から，間欠的な左下腹部痛を主訴に来院．
家族歴：父親，父親の弟（叔父）に結石の既往歴あり（成分不明）
血液検査：血算，生化学に異常なし
尿検査：尿潜血（3＋），RBC（20～30/hpf），WBC（5～10/hpf）
超音波：所見なし（図 9-1）
腹部X線所見：明らかな陰影なし（図 9-2）
腹部単純CT所見：左膀胱尿管以降部に3mmほどの石灰化所見あり（図 9-3）

特徴的所見の解説
①尿潜血陽性：尿路結石を疑う．
②若年発症と家族歴：遺伝性結石を疑う．

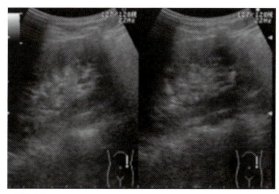

図 9-1　腹部超音波所見

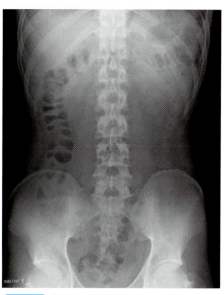

図 9-2　腹部X線所見

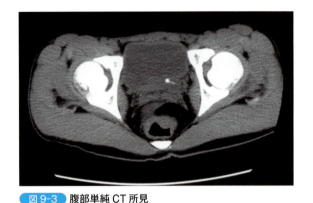

図 9-3 腹部単純 CT 所見

表 9-1 24 時間蓄尿

アミノ酸値	検査値	正常値
Cystine	2596.2	23.7〜170.9
Ornithine	1855.3	6.9〜43.9
Lysine	8970.1	51.6〜1639.6
Arginie	4408.6	11.6〜54.8

③X線陰性：尿酸結石，シスチン結石などを疑うが，血液中の生化学から尿酸値も正常であり，家族歴と合わせてシスチン結石を疑う．
④確定診断：結石成分分析以外にも，酸性24時間蓄尿にて，尿中アミノ酸シスチンの上昇を確認する．
24時間蓄尿（μmol/日）（表9-1）

> **SideMemo**
> 若年発症，家族歴から遺伝性疾患を疑い，24時間蓄尿の結果から尿中アミノ酸の中でもシスチンの上昇を確認する．尿中アミノ酸は，シスチン以外にも，Ornitine, Lysine, Arginine の上昇を認める．4つの頭文字をとって"COLA"と覚えてほしい．

　結石の中には，遺伝性素因に伴う結石や薬剤性結石など，日常臨床ではまれにしかみることのない結石も存在する．遺伝性結石は，再発のリスクが高く患者の生活の質を低下させる．また，薬剤性結石は，主疾患の治療に伴う続発性結石のため，治療薬の変更が難しい場合や中止を余儀なくされる症例も認める．頻度的には低い結石だが，発症した症例に対してはいずれも長期にわたる管理が必要となる場合が少なくない．

1 遺伝性結石

　尿路結石症において，遺伝子異常に起因することはまれであるが，遺伝子異常を有する症例は，若年発症，再発，治療抵抗性などの特徴を有し，発症した場合，患者の日常生活に長期的な支障をきたすことが課題である．遺伝子に起因する結石症疾患として，原発性高シュウ酸尿症，シスチン尿症，adenine phosphoribosyltransferase（APRT）欠乏症，腎性低尿酸血症などが挙げられる．さらには，近年，カルシウム結石と遺伝子異常や一塩基多型との関連が示唆されている．今回，それぞれの疾患の疫学的特徴，症状，原因，診断方法を含めてまとめてみる．

> **エキスパートのポイント**
> 遺伝子診断を行った結果，P482L と S446R のヘテロの遺伝子異常を BAT1 を規定する遺伝子に有していた．通常，シスチン尿症はホモで発症するが，P482L のような機能抑制の強い遺伝子異常では，ヘテロにおいても発症する例を認める．

1. 原発性高シュウ酸尿症 1〜3 型（Primary Hyperoxaluria type 1: PH1〜3）

（1）疫学
- 100 万人中，1〜3 例に認め，結石患者の 0.2〜1％に発見される．
- 本邦では原発性高シュウ酸尿症 1 型については，59 例の報告を認める[1]．
- 原発性高シュウ酸尿症 2 型は，原発性過シュウ酸尿症の 10％を占めるといわれ，これまで世界で 45 例の報告を認め，本邦では 5 例の報告を認める[2]．
- 近年，原発性高シュウ酸尿症 3 型の存在が報告され，原発性高シュウ酸尿症の約 10％を占めるといわれている[3]．

（2）症状
　臨床症状から，幼児型，若年者型，成人型に分けられる．

1）幼児型
- 生後数か月で嘔気，嘔吐，疼痛性口腔内乾燥，腹痛，腎疼痛，テタニーなどの症状を呈する．
- 多発性腎結石の再発と腎機能不全が認められ，多くの場合 3 歳頃に透析となる．

2）若年者型，成人型
- 15〜50％は，結石で発症し，多発性の尿路結石の再発を繰り返す中で腎機能障害へと進行する．
- 腎石灰化沈着，糸球体および尿細管の線維化，そのほかの臓器（骨髄，心筋，血管，肝，肺，膵，副腎など）にシュウ酸カルシウム結晶の沈着を認める．関節炎，神経症状，心筋の伝導障害をきたす場合もある．

（3）原因

1）原発性高シュウ酸尿症 1 型（PH1）
- 第 2 番染色体の長腕（2q37.3）に存在するアラニン：グリオキシル酸アミノトランスフェラーゼ（AGXT）遺伝子の異常により発症する常染色体劣性遺伝性疾患．
- 肝臓のペルオキシソームの存在する AGT の欠損により生じるグリオキシル酸の代謝異常が原因（図 9-4）．

2）原発性高シュウ酸尿症 2 型（PH2）
- 遺伝子（9q11/p11）に存在する，グリオキシル酸還元酵素/ヒドロキシルピルビン酸還元酵素（GRHPR）欠損が原因の常染色体劣性遺伝疾患．
- 肝臓に存在する GRHRP 欠損により，L-乳酸脱水素酵素（LDH）がヒドロキシルピルビン酸を分解して L-グリセリン酸が蓄積する（図 9-4）．

3）原発性高シュウ酸尿症 3 型（PH3）
- 最近，non-PH1/non-PH2 の PH の家系例で，ホモ接合体マッピング法により 10 番染色体 q24.2 に存在する HOGA（DHDPSL）遺伝子の変異が第 3 の PH の病因であると報告された．
- この遺伝子はミトコンドリア内のヒドロキシプロリンからグリオキシル酸への代謝経路にある酵素蛋白をコードしている（図 9-4）．
- 上記異常にともない，内因性のシュウ酸産生が亢進し，腎，および，多臓器の石灰化，尿路結症をきたす．

（4）診断
- 尿中あるいは血中シュウ酸とグリコール酸測定，遺伝子診断，肝生検などで診断される．
- 尿中シュウ酸排泄は，正常の数倍（100〜400mg/日）に上昇，並びに，尿中グリコール酸の排

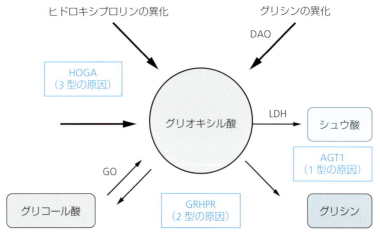

図 9-4 シュウ酸代謝に関わる酵素と原発性高シュウ酸尿症との関連
(高山達也, 他. 別冊日本臨牀 腎臓症候群 第 2 版 (下). 2012. p.338-41 より改変)
グリオキシル酸からグリシン産生に関わる遺伝子 AGT1 の変異より 1 型が, グリオキシル酸からグリコール酸の産生に関わる遺伝子 GRHPR の変異により 2 型が, ヒドロキシプロリンからグリオキシル酸の産生に関わる遺伝子 HOGA の変異により 3 型が発症する.

泄亢進（100mg/日以上）を認める.
- 眼底検査では微小白斑の散在（flecke retina）を認める（PH1）[4].

(5) 治療
- 腎不全に対しては, 透析と腎移植が行われる.
- PH1 においては, 根治的な治療としては, 肝腎同時移植が選択される（PH1）[1-4].
- PH2 は, 進行性の腎機能障害をきたす例が多いが, 1 型より経過が比較的良好である[5].

2. シスチン尿症

(1) 疫学
- 日本と欧米では 1.5 万人に一人の頻度で発症.
- 全結石患者の 1〜2％程度に認める.
- 小児結石の 6〜8％程度に認める.
- 最も頻度が高い初発年齢は 22 歳だが, 25％は 10 歳以内に発症し, 10 代で 30〜40％発症する.
- 各国で様々な特徴的な遺伝子変異が同定されている.

(2) 症状
- 再発性尿路結石として発症.
- 初診時の平均年齢は, 12.2 歳と比較的若年発症.
- 1 歳未満の乳幼児において, 腹痛などから同診断となる症例もまれではない.
- 1 年当たりの結石再発率は 0.19（0〜1.09）回/年

(3) 原因遺伝子
- 腎臓の近位尿細管におけるシスチントランスポーターである rBAT（SLC3A1）か BAT1（SLC7A9）の遺伝子異常によって発症する（図 9-2）.
- トランスポーターの遺伝子異常に伴い, 尿細管におけるシスチンの再吸収が低下した結果, 尿中

シスチン濃度が上昇し結晶化する．

- 病期分類

1999年スペインのバルセロナ大学を中心にICC（International Cystinuria Consortium）が設立され新たな遺伝子型に基づいた分類が新たに提唱された[6]．

　　A型　：第2染色体上にあるrBAT両アレル（ホモ）の変異
　　B型　：第19染色体にあるBAT1両アレル（ホモ）の変異
　　AB型：rBAT，BAT1，片方のアレル（ヘテロ）の変異

ICCによると，A型が45.2％，B型が53.2％，AB型が1.6％と報告されている．

当大学において日本人患者を解析した結果，B型がA型の4倍以上高い頻度を示した．

また，日本人に特徴的な遺伝子異常P482Lが存在し（図9-5），この変異は，ヘテロにおいても発症することから，ICCのゲノム型の分類に加えて新たな分類の必要性が示唆されている．

（4）診断
- 結石の成分分析
- 24時間蓄尿によるアミノ酸分析
- 他には，ニトロプロシド反応や，尿沈渣において六角形のシスチン結晶の描出により診断される場合もある．
- X線上は，一般的には，透過性の結石から診断が難しく，CTによる画像評価が有効．

（5）治療
1）溶解療法
- シスチン結石は，酸性尿にて溶解度が下がり容易に結石を形成することから，尿のアルカリ化により結石溶解を行う．
- クエン酸製剤や重炭酸ナトリウムを経口にて投与して，尿のアルカリ化を図る．目安として，尿のアルカリ化は，pH 7.0～7.5程度とされている．
- また，クエン酸製剤（ウラリット®）として，1日2～6g内服する．

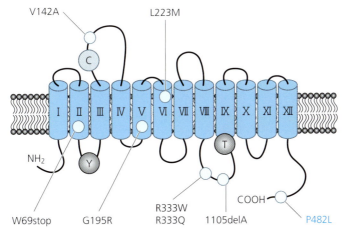

図9-5　シスチン尿症の遺伝子変異の部位
シスチントランスポーターを構成するBAT1蛋白のC末端に存在するP482L遺伝子異常は，日本人シスチン尿症患者の8割ほどに認め，海外ではほとんど報告をみない遺伝子異常であることから，日本人特徴的な遺伝子変異と言える．

- 尿の過度なアルカリ化は，リン酸カルシウム結石が形成される可能性もあるため，適度なコントロールが必要.

2) キレート剤による溶解療法

- チオプロニン（チオラ®）は，水溶液(pH 7.4，25℃) 中でシスチンと化学反応し，易溶性のシステイン-チオプロニン複合体とシステインが生成される結果，シスチン濃度を低下させる.
- 通常，成人は主成分として 1 回 100mg から開始し，1 日 4 回（食後および就寝前）服用する. 成人の場合，最大量は 1 回 500mg にて，1 日の合計で 2,000mg（20 錠）まで投与可能である.
- 小児は 1 日量として 100mg から開始し，最大量として 1 日 40mg/kg とする.
- 黄疸等の重篤な副作用があらわれることがあるので，投与中は定期的に肝機能検査を行うなど，患者の状態を十分に観察することが必要と思われる.

3. アデニンホスホリボシルトランスフェラーゼ（APRT）欠損症

(1) 疫学

- 全結石患者の 0.1～0.2％程度に認める.
- APRT 活性が完全に欠損している 1 型と部分欠損の 2 型に分類できるが，日本人は約 22％が 1 型，78％が 2 型である.
- 日本人のヘテロ接合体の頻度は約 1％である.
- 小児期に発見されることが多い.

(2) 原因遺伝子

- アデニンホスホリボシルトランスフェラーゼ（APRT）の遺伝子異常による常染色体劣性遺伝疾患.
- APRT は，アデニンとホスホリボシルピロリン酸よりピロリン酸と AMP を合成する反応を触媒する酵素.
- APRT が欠損すると，アデニンはキサンチン酸化還元酵素により著しく溶解度が低く腎毒性が強い 2,8-ジヒドロキシアデニン（DHA）にまで代謝される.
- APRT 活性が完全に欠損している 1 型と，部分的に欠損している 2 型がある.

(3) 症状

- APRT 欠損症では，2,8-DHA を成分とする尿路結石を主症状とする.
- 乳幼児期や小児期に発見されることが特徴の一つであるが，無症状の場合から腎不全を呈する場合まで症状は多様.

(4) 診断

- 尿検査: 尿沈渣中に円形の結晶が認められる.
- X 線上 X 線透過性
- 尿路結石分析: 尿路結石の内容を赤外線吸収スペクトラム分析によって確認する. 尿酸結石と類似することがあり，注意を要する.
- 遺伝子診断: 日本人では原因遺伝子変異が限られることを利用して，PCR 産物の ASO（allele-specific oligonucleotide），SSCP 法，PCR-RFLP などによる遺伝子診断.

(5) 治療

- アデニンから DHA への反応を触媒するキサンチンデヒドロゲナーゼを阻害するアロプリノールによって結石の生成が予防できる.

- 食事療法によってアデニン摂取量を控える.
- 慢性腎不全に対して腎移植が行われる場合がある[7].

4. 腎性低尿酸血症

(1) 疫学
- 健常人 21,260 名と低尿酸血症患者 20 例の血清を用いた解析で, 47 例に URAT1 の異常（腎性低尿酸血症 1 型）を 3 例に GLUT9 の異常（腎性低尿酸血症 2 型）を認めたと報告されている[8].
- 正確な疫学的情報は得られていない.

(2) 原因遺伝子
- 腎臓における尿酸の再吸収低下または分泌亢進といった尿酸の排泄亢進に起因し, 尿中尿酸排泄率の増加を伴い, 運動後急性腎不全や尿路結石を発症する.
- 腎性低尿酸血症の病因遺伝子が Urate transporter 1（URAT1/SLC22A12）であることが報告されていたが[9], 他にも新たな病因遺伝子として Glucose transporter 9（GLUT9/SLC2A9）が同定された[8].

(3) 症状
- 急性腎不全など重篤な合併症を発症してから初めて発見されることが多い.
- 最も重要な合併症である運動後急性腎不全は, 運動後数時間してからの急激な腰背部痛, 嘔気, 嘔吐が特徴.
- 2～4 週間で腎機能の改善をみることが多いが, 透析が必要となる例もあり, 約 20%に再発を認める.

(4) 診断
- 低尿酸血症, 高尿酸尿症から原疾患の可能性が推測される.
- URAT1 遺伝子異常による腎性低尿酸血症を 1 型, GLUT9 遺伝子異常によるものを 2 型と分類.
- 腎性低尿酸血症には 1 型にも 2 型にも属さないものも存在しており, 新たな病因遺伝子の同定および分子機構の解明とそれに基づく予防法の開発が必要とされている.

(5) 治療
- 合併症の予防対策として, 運動前の十分な水分補給が挙げられる.
- また, 感冒時, 抗炎症薬（NSAIDs など）の内服時に運動後急性腎不全が生じやすいことが報告されており, このようなときには, 急激な運動を避けることが必要である[10].

2 薬剤性結石

　薬剤による尿路結石は全尿路結石の 1～2%を占めるにすぎないが, その多くは予防可能なものである. 大きく 2 つに分けられる. ①尿中に薬剤の成分や代謝産物が原因で結石となる場合と②薬剤がシュウ酸, カルシウム, 尿酸などの代謝に影響することによって誘発された結石がある. ①の場合, 結石の成分分析で原因の同定が可能. ②の場合, 詳細な病歴および薬歴の調査から薬剤の関与を明らかにする必要がある. 診察する医師は, 尿路結石を合併するリスクがあるような薬剤を常に把握しておくことが望まれる.

1. 薬剤含有結石

（1）トリアムテレン

トリアムテレン（トリテレン®）は，カリウム保持性利尿薬であり，海外では，結石成分の0.4%を占めるとの報告もある[11].

（2）プロテアーゼ阻害剤

ヒト免疫不全ウイルス（HIV）感染に対するプロテアーゼ阻害剤であるインジナビル（クリキシバン®）は，約10%に尿路結石を合併するとされ，長期服用では，40%に及ぶとの報告も認める[11].

（3）珪酸マグネシウム

胃粘膜保護作用や制酸作用を有する珪酸マグネシウムと含む消化性潰瘍薬の大量長期投与により，珪酸結石を生じる[11].

（4）抗菌薬

以前は，最近使用しなくなったサルファ剤において尿路結石の報告をみた．近年では，ニューキノロン系のシプロフロキサシン結石の報告[12]や，アモキシシリン，アンピシリン，セフトリアキソンなどにても報告を散見する[11].

2. 薬剤誘発カルシウム含有結石

（1）カルシウム製剤・ビタミンD製剤

食事によるカルシウムの適正量摂取は，結石形成リスクを低下させることが明らかにされている．このメカニズムとして，カルシウムは消化管内でシュウ酸と結合するため，シュウ酸の吸収，尿中排泄自体を低下させることが知られている．一方，カルシウム製剤・ビタミンD3製剤による結石形成の影響は，食事性カルシウムと異なることが知られている．高齢女性を対象とした解析では，カルシウムのサプリメントを摂取されている群は，服用しない群と比較して結石形成リスクが20%高くなることが報告されている[13].これは，サプリメントを食間にとることから，シュウ酸との結合作用が低下した影響と考えられる．活性化型ビタミンD3製剤は，腸管からのカルシウム吸収促進作用を有し，骨粗鬆症，くる病，骨軟化症に使用されるが，カルシウム製剤との併用による高カルシウム尿やカルシウム含有結石発症のリスクが指摘されている．無作為化比較試験においても，閉経後の女性でビタミンD・カルシウム投与群はプラセボと比較して腎結石発症リスクが17%増加することが報告されている[14].

（2）炭酸脱水素阻害剤

アセタゾラミド（ダイアモックス®）は，約10%に腎結石が発症すると報告されている[11].原因として，近位尿細管における重炭酸ナトリウムの再吸収障害によって，尿のアルカリ化に伴う低クエン酸尿をきたしリン酸カルシウム結石が発生すると考えられる．

（3）フロセミド

フロセミド（ラシックス®，オイテンシン®）は，ループ利尿薬であるが，ヘンレ上行脚に作用し，ナトリウムと同時にカルシウムの再吸収も阻害することで，高カルシウム尿をきたす．

（4）抗菌薬

Oxalobacter formigenes などのシュウ酸分解菌などは，腸内細菌の減少とともに，腸内から吸収されるシュウ酸の増加によって，高シュウ酸尿をきたすことでシュウ酸結石が生じる．

表 9-2　薬剤性結石

薬剤誘発カルシウム含有結石	薬剤誘発プリン含有結石	薬剤含有結石
1　ビタミンD製剤・カルシウム製剤	1　緩下剤	1　トリアムテレン結石：トリアムテレン
2　アセタゾラミド	2　ベンズブロマロン・プロベネシド	2　インジナビル結石：プロテアーゼ阻害剤
3　フロセミド		3　珪酸結石：珪酸マグネシウム
4　抗菌薬		4　抗菌剤結石：シプロフロキサシン
5　重曹・クエン酸製剤		
6　ステロイド製剤		
7　ビタミンC		

(5) アルカリ化剤

尿酸結石やシスチン結石の治療に用いる重曹やクエン酸製剤（ウラリット®）によって尿 pH が 7.5 以上になるとリン酸カルシウム結石が形成されやすくなる．

(6) ステロイド

糖質コルチコイドは，骨基質の形成不全をきたし，カルシウムの沈着を阻害するため，カルシウムとリンの尿中排泄が増加する．ステロイドの長期使用症例において，プレドニゾロンに換算した総投与量が 1000mg を超えると結石発症のリスクが高いと言われている[15]．

(7) ビタミンC製剤

ビタミンC は体内でシュウ酸に代謝され尿中に排泄されるため，尿路結石のリスクとなりうる．1 日 1000〜2000mg のビタミンC の摂取により腎結石のリスクが増加すると言われている[16]．

3. 薬剤誘発プリン含有結石

(1) 緩下剤

緩下剤の乱用により酸性尿酸アンモニウム結石が形成されることがある[17]．慢性的な下痢による水分と電解質の喪失により，尿酸とナトリウムの結合が促進された結果，結石形成に至ると考えられる．

(2) 尿酸排泄促進剤

ベンズブロマロン（ユリノーム®）などの尿酸排泄剤は，尿細管での尿酸の再吸収を阻害することにより尿中への尿酸排泄を促進する．酸性に尿が傾くような高尿酸血症患者においては，特に尿酸結石発症のリスクが高くなる[11]（表 9-2）．

【文献】

1) Takayama T, Nagata M, Ichiyama A, et al. Primary hyperoxaluria type 1 in Japan. Am J Nephrol. 2005; 25(3): 297-302.

2) Takayama T, Takaoka N, Nagata M, et al. Ethnic differences in GRHPR mutations in patients with primary hyperoxaluria type 2. Clin Genet. [Research Support, Non-U.S. Gov't]. 2014; 86(4): 342-8.

3) Bhasin B, Urekli HM, Atta MG. Primary and secondary hyperoxaluria: Understanding

the enigma. World J Nephrol. [Review]. 2015; 4(2): 235-44.

4) 服部元史, 松村英樹. 過シュウ酸尿症 1 型. In: 小川由英, 編. 腎結石・尿路結石. 最新医学社; 2007. p.70-6.

5) 高山達也, 永田仁夫, 大園誠一郎, 他. 過シュウ酸尿症 2 型. In: 小川由英, 編. 腎結石・尿路結石. 最新医学社; 2007. p.77-82.

6) Dello Strologo L, Pras E, Pontesilli C, et al. Comparison between SLC3A1 and SLC7A9 cystinuria patients and carriers: a need for a new classification. J Am Soci Nephrol. 2002; 13(10): 2547-53.

7) 日本先天代謝異常学会. アデニンホスホリボシルトランスフェラーゼ欠損症. 小児慢性特定疾病の対象疾病について, 先天性代謝異常 大分類: プリンピリミジン代謝異常症. http://www.shouman.jp/instructions/8_9_115/

8) Matsuo H, Chiba T, Nagamori S, et al. Mutations in glucose transporter 9 gene SLC2A9 cause renal hypouricemia. Am J Hum Genet. 2008; 83(6): 744-51.

9) Enomoto A, Kimura H, Chairoungdua A, et al. Molecular identification of a renal urate anion exchanger that regulates blood urate levels. Nature. 2002; 417(6887): 447-52.

10) 小児慢性特定疾病の対象疾病について. 難治性疾患研究班情報（研究奨励分野）腎性低尿酸血症（平成 23 年度） http://www.nanbyou.or.jp/entry/2253.

11) Daudon M, Jungers P. Drug-induced renal calculi: epidemiology, prevention and management. Drugs. 2004; 64(3): 245-75.

12) Chopra N, Fine PL, Price B, et al. Bilateral hydronephrosis from ciprofloxacin induced crystalluria and stone formation. J Urol. 2000; 164(2): 438.

13) Taylor EN, Curhan GC. Diet and fluid prescription in stone disease. Kidney Int. 2006; 70(5): 835-9.

14) Chung M, Lee J, Terasawa T, et al. Vitamin D with or without calcium supplementation for prevention of cancer and fractures: an updated meta-analysis for the U.S. Preventive Services Task Force. Ann Intern Med. 2011; 155(12): 827-38.

15) 川村 毅, 諸角誠人. 薬剤による尿路結石症. 腎と透析. 1987; 臨時増刊号: 410-6.

16) Massey LK, Liebman M, Kynast-Gales SA. Ascorbate increases human oxaluria and kidney stone risk. J Nutr. 2005; 135(7): 1673-7.

17) Soble JJ, Hamilton BD, Streem SB. Ammonium acid urate calculi: a reevaluation of risk factors. J Urol. 1999; 161(3): 869-73.

〈坂本信一〉

索引

あ行

アクセスシース	121
アデニンホスホリボシルトランスフェラーゼ欠損症	168
アレルギー	14
アロプリノール	148
アンプラッツシース	114
遺伝性結石	164
飲水	141
飲水指導	67
インフォームドコンセント	129
エイコサペンタエン酸	152
栄養食事指導	141
エコーガイド	110
嘔吐	12
悪心	12
音響陰影	22

か行

開脚腹臥位	119
ガイドワイヤー	
穿刺	115
仮性動脈瘤	124
家族歴	5
下部尿路結石	2, 154
カルシウム結石	4
感染結石	4, 73, 108
完全サンゴ状結石	108
器械配置	121
気胸	116
緊急 TUL	57
クエン酸製剤	147, 150
経尿道的砕石術	92
経皮的腎砕石術	107
経皮的腎瘻造設	39, 52
結石疼痛コントロール	63
結石	
厚み	46
容量	46
結石排石促進療法	68
血尿	11

さ行

原発性高シュウ酸尿症	165
高輝度エコー像	22
好発年齢	3
後腹膜アプローチ	129
後腹膜腔アプローチ	130

サイアザイド	150
再発予防	138
酸化マグネシウム	149
サンゴ状結石	117
残尿感	12
止血	116
シスチン結石	33, 72
シスチン尿症	166
下腎杯結石	39
修正 Valdivia 体位	117, 119
生涯罹患率	1
上腎杯	39
上部尿管結石	32
上部尿路結石	2
食事	141
人員配置	121
腎盂内圧上昇	62
神経因性膀胱	157
腎結核	23
人種差	6
腎性低尿酸血症	169
腎臓	
移動	109
回転	109
腎杯憩室結石の陥頓	57
腎杯穿刺	122
腎瘻拡張	122
スタチン	152
生活指導	67
生活習慣病	6
セーフティワイヤー	97
穿刺開始点	108
前立腺結石	160
前立腺肥大症	157
造影剤の有害事象	25

た行

即時的 ESWL	57

体腔鏡下切石術	127
体腔鏡下尿管切石術	127
大腸穿通	116
男女比	2
チオプロニン	147
中腎杯	39
抽石	123
超音波	21
超音波ガイド下穿刺	122
低線量 CT	25
透視下穿刺	122
疼痛	10, 59
動脈塞栓術	124
特別食	142
ドップラーモード	22
トラクトの拡張径	113
トラクトロス	115
トリクロルメチアジド	148

な行

軟性腎盂尿管鏡	38
軟性膀胱鏡	114
尿管アクセスシース	98
尿管狭窄	104
尿管口	22
尿管ステント	
長さ	53
留置	52, 101
尿管損傷の分類	99
尿管攣縮	61
尿酸結石	4, 71
尿中シュウ酸	138
尿道狭窄	157
尿道結石	160
尿道結石陥頓	57
尿路結石	127
尿路損傷	101
尿路ドレナージ	51
尿路変更	159

索引

妊娠	12
年間医療費	6
年間罹患率	1
膿腎	45

は行

敗血症性ショック	116
非ステロイド性抗炎症薬	48
ビスフォスフォネート	152
肥満	6
表面積	46
頻尿	12
フェブキソスタット	148
副甲状腺機能亢進症	33
複雑性腎盂腎炎	49
腹痛	18
腹膜腔アプローチ	130
プロスタグランディン	60
ベンズブロマノン	148, 149
膀胱癌	157
膀胱憩室	157
膀胱結石	155
膀胱刺激症状	12
膀胱内異物	158

ま行

麻酔	95
メタボリックシンドローム	143

や行

薬剤性結石	169
有熱性尿路感染症	93, 103
溶解療法	71

A

access sheath	41
acoustic shadow	22
APRT 欠損症	168

D

dual energy CT	26
D-ペニシラミン	149

E

ECIRS	41, 117
ESWL	7, 31

F

f-TUL（flexible-TUL）	31, 38, 92
f-UTI（febrile UTI）	93, 103

I

impacted stone	127

K・L

KUB	23
low-dose CT	93

M

MET	68
mini-perc	122
mini-PNL	41
MRU	29

N

NCCT	25, 93

NSAIDs（non-steroidal anti-inflammatory drugs）	21, 48

P

pass the ball	126
passive dilation	97
PNL	7, 31
PNL 適応症例	107

R

Randall's plaque	38
r-TUL（rigid-TUL）	31, 92

S

Scout Image	23
silent obstruction	93, 104
SSD	25
stone street	39
strong echo	22

T

TAP	41, 117
through & through technique	125
TOT（trans-obturator tape）	158
TUL（transuretheral ureterolithotripsy）	7, 92
TVT（tension-free vaginal tape）	158

X

X 線ガイド	110

尿路結石ハンドブック　　　　　　　　　Ⓒ

発　行　2016 年 4 月 25 日　　1 版 1 刷

編著者　宮　澤　克　人

発行者　株式会社　中外医学社
　　　　代表取締役　青　木　　滋

　　　〒162-0805　東京都新宿区矢来町 62
　　　電　　話　　03-3268-2701（代）
　　　振替口座　　00190-1-98814 番

印刷・製本/横山印刷（株）　　　　　　〈MS・HO〉
ISBN 978-4-498-06426-3　　　　　Printed in Japan

JCOPY　＜（株）出版者著作権管理機構　委託出版物＞

本書の無断複写は著作権法上での例外を除き禁じられています．
複写される場合は，そのつど事前に，（社）出版者著作権管理機構
（電話 03-3513-6969，FAX 03-3513-6979，e-mail: info@jcopy.
or.jp）の許諾を得てください．